Marion Weidemann

Rund um die Welt erprobt:

Die Reise-Apotheke

Gesundheitsfragen auf Reisen

WILHELM HEYNE VERLAG

MÜNCHEN

HEYNE RATGEBER
08/9287

Copyright © 1986 by Vito von Eichborn GmbH & Co. Verlag KG, Frankfurt
Genehmigte Taschenbuchausgabe
Printed in Germany 1990
Umschlaggestaltung: Atelier Adolf Bachmann, Reischach
Umschlagillustration: Christian Dekelver, Stuttgart
Satz: Kort Satz GmbH, München
Druck und Bindung: Presse-Druck Augsburg

ISBN 3-453-04090-2

Inhaltsverzeichnis

Vorwort 9

**Reise-
vorbereitungen**
Gesundheitszustand vor der Abreise 11
Tropentauglich? 13
Schutzimpfung und homöopathische
Prophylaxe 14
Etwas zum Schlafen 17

**Die
Reiseapotheke**
Beschreibung von natürlichen Heilmitteln 19
Einfache Grundausstattung 20
Zusätzliches für Subtropen und Tropen 26
Einiges zu Antibiotika 36

**Vorbeugen
ist besser als
behandeln**
Vorsichtsmaßnahmen 43
Trinkwasser 46
Ein Musterbeispiel 47

**Ernährung
unterwegs**
Vital- und Mineralstoffe 49
Eiweißversorgung 51
Salz 54
Knoblauch 56
Honig 57
Nähr- und Heilwert von Tropenfrüchten 59

Die Leber Spezielle Behandlung und Pflege 68

Die Niere Spezielle Behandlung und Pflege 75

**Natürliche
Heilmethoden**
Fußreflexzonenmassage 78
Heilwirkungen von Meer, Wüste, Sonne 86

Tiere	Insekten, Ungeziefer 87
	Schlangen 93
	Skorpione 98
	Spinnen 99
	Seeigel 100
Hauterkrankungen	Sonnenbrand und Verbrennungen 101
	Allgemeine Wundbehandlung 103
	Blutvergiftung 105
	Pilzkrankheiten 105
Erste-Hilfe-Maßnahmen	Starke Blutungen 108
	Schock 110
	Ohnmacht 112
	Bewußtlosigkeit 112
	Atem- und Herzstillstand 114
	Rettung Ertrinkender 116
	Verstauchung 117
	Verrenkung 117
	Prellungen und Quetschungen 118
	Knochenbrüche 118
	Einige Besonderheiten 120
	Wirbelbrüche 120
	Kopfverletzungen 121
	Bauchverletzungen 121
	Allgemeine Hitzeschäden 122
	Allgemeine Kälteschäden 124
	Höhenkrankheit 126
	Verätzungen 128
	Nasenbluten 128
	Epileptischer Anfall 128
	Pulsfühlen 129
	Zahnschmerzen 129
	Zahnfleischentzündung 130
Reaktionen des Körpers (Symptome)	Bauchschmerzen 131
	Kopfschmerzen 132
	Fieber 133
	Verdauungsstörungen 136
	Durchfall 137

Erbrechen 140
Kreislaufkollaps 141
Brennen beim Wasserlassen 141
Gelenkschmerzen 142
Blut im Urin 143
Blut im Stuhl 143

Allgemeine Erkrankungen

Erkältung und Grippe 144
Husten und Bronchialkatarrh 146
Halsschmerzen und Mandelentzündung 147
Mittelohrentzündung 147
Lungenentzündung 148
Magenverstimmung oder Magenfunktionsstörungen 149
Magen- und Darmgeschwüre 150
Botulismus 151
Blinddarmentzündung 152
Gallenblasenentzündung und Gallensteine 154
Erkrankung von Nieren, Blase, Harnleiter 156

Spezielle Krankheiten und Tropenkrankheiten

Amöbenruhr 161
Bazillenruhr 164
Bilharzia oder Bilharziose 165
Chagaskrankheit 167
Cholera 169
Fleckfieber 172
Rückfallfieber 174
Filariosis 174
Elephantiasis 175
Loiasis 176
Onchozerkose 176
Hirnhautentzündung 177
Kopfgrippe 179
Gelbfieber 179
Gelbsucht 181
Hakenwurmkrankheit 182
Zwergfadenwurmkrankheit 184
Kinderlähmung 184
Leishmaniosen 186
Kal Azar 186

Espundia 187
Orientbeule 187
Lepra/Aussatz 188
Malaria 189
Schwarzwasserfieber 193
Maltafieber 194
Pest 196
Pocken 197
Schlafkrankheit 199
Tetanus oder Wundstarrkrampf 200
Tollwut 201
Trachom oder Ägyptische Augenkrankheit 202
Typhus 205
Paratyphus 206
Wurmkrankheiten 208
Geschlechtskrankheiten 212

Anhang   Schlußwort 218
Literaturliste 219
Register 221

Vorwort

Ausgangspunkt für dieses Buch war meine eigene Reiselust, verbunden mit der Suche nach natürlichen, unschädlichen Möglichkeiten zur Vorbeugung von Krankheiten auf Tropenreisen. Da ich mich seit Jahren mit Naturheilkunde beschäftigt hatte, wollte ich mich auch auf Reisen nicht mit Chemopharmaka behandeln. Zumindest möchte ich sie, wo es geht, vermeiden. Es war mühsam, Informationen und Materialien zu finden; bisher gab es kein vollständiges Buch zum Thema. Nachdem ich viele Mosaikstücke zusammengetragen und selbst praktische Erfahrungen auf Fernreisen gesammelt hatte, begann ich, dieses möglichst vollständige Buch auszuarbeiten, als praktischen Reisebegleiter für Leute, denen es so geht wie mir. In erster Linie geht es hier darum, Erkrankungen zu vermeiden (vorbeugen ist besser als behandeln!). Außerdem sollen Selbsthilfemöglichkeiten zur Behandlung von Krankheiten in Notfällen gezeigt werden. Einerseits als Beitrag zu mehr Selbständigkeit, andererseits als praktische Hilfe für unterwegs. Dafür sind Anhaltspunkte zum Erkennen der verschiedenen Krankheitsbilder – mit Behandlungsmöglichkeiten, Erste-Hilfe-Maßnahmen und Vorbeugung – aufgeführt.

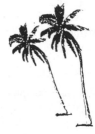

Wenn jemand in die Tropen reist, ist es wichtig, gewisse Vorbeugemaßnahmen zu treffen: vom Gesundheitszustand vor der Abreise (tropentauglich?) über das Zusammenstellen einer gebrauchsfähigen Reiseapotheke bis zu eventuellen Impfungen u. a. m. Da die Informationen zum Thema vorwiegend von chemischen Drogen handeln, will dieses Buch dem interessierten Leser eine alternative Auswahlmöglichkeit mit weitgehend natürlichen Mitteln und Methoden bieten. Auch für Tropenreisen gilt, daß chemische Mittel meist unnötig sind. Für die Vorbeugung können wir jedenfalls auf sie verzichten. In dem einen oder anderen Krankheitsfall sind sie von großem Nutzen und können Leben retten. Doch in den meisten Fällen brauchen wir sie nicht, und oft schaden sie mit ihren Neben- und Nachwirkungen mehr, als sie nützen würden.

Tropenkrankheiten sind durchaus ernst zu nehmende Krankheiten, die weder zu verniedlichen sind noch Panik oder Schrecken auslösen sollten. Manche Traveller lehnen jegliche Vorsorge ab, andere sind bis über die Ohren eingedeckt mit Antibiotika, Cortisonen u. a. hochprozentigen Medikamenten. Nicht selten höre ich Sätze wie: »Zu Hause nehme ich keine Tabletten, aber hier muß man das ja ...« oder »Hier will ich auf Nummer Sicher gehen.« Als gäbe es diese Sicherheit einfach so durch Pillenessen ... Dieses Buch will denjenigen helfen, die auch auf Reisen nicht hilflos der Chemie ausgeliefert sein wollen.

Daß hier nicht alle Besonderheiten, speziellen Krankheitsfälle und individuellen Umstände erfaßt werden können, versteht sich von selbst. Sonderfragen sollten vor der Abreise mit dem Arzt geklärt werden. Ich wünsche allen eine gute und vor allem gesunde Reise.

Marion Weidemann

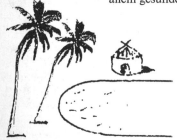

Reisevorbereitungen

Wer auf eine Reise geht, tut gut daran, sich vorher zu erkundigen, gegen welche Krankheiten man sich wie schützt. Vorher daran zu denken ist besser, als nachher die ganze Reise zu ›leiden‹.
Im wesentlichen gehört dazu die Beachtung des derzeitigen Gesundheitszustandes, die Beschäftigung mit den möglichen Krankheiten auf der Reise, um Vorbeugemaßnahmen (evtl. Impfungen) zu treffen, und die Zusammenstellung einer gebrauchsfähigen Reiseapotheke. Es bleibt weiter zu klären, ob eventuell zusätzlich eine Reisekrankenversicherung abgeschlossen werden soll.

Gesundheitszustand vor der Abreise

Es dürfte jedem klar sein, daß es nicht ratsam ist, halb krank auf eine Reise zu gehen, vor allem dann nicht, wenn man in aller Schnelle von einer Welt in die andere fliegt. Achte darauf, daß das körperliche Allgemeinbefinden in einem guten Zustand ist; d. h. auch, daß der Organismus nicht an einem Stoff Mangel leidet, was sich dann während der Reise in einer schnelleren Krankheitsbereitschaft äußern kann. Die moderne *Ernährung* mit ihren denaturierten und raffinierten Nahrungsmitteln schafft allgemein schon eine Mangelsituation an vielen Stoffen, die auch daheim zu vielen sonst überflüssigen Erkrankungen und Schwächungen des Organismus führt. Eine vollwertige und ausgewogene Ernährung besteht vor allem darin, daß die Nahrung so vollständig und unverändert wie möglich bleibt.

Grundnahrungsmittel sind: Vollkorn(produkte), Hülsenfrüchte, frisches Obst und Gemüse, Nüsse, kaltgepreßte Öle (ungesättigte Fettsäuren), Milch(produkte), Eier, Fisch und Fleisch. Grundsätzlich sollte man darauf achten, daß die nötigen Stoffe aus vollwertigen und unvergifteten Lebensmitteln kommen und nicht mit zusätzlichen Konzentraten, Vitaminpillen und dergleichen ergänzt werden müssen. Siehe hierzu auch in dem Kapitel ›Ernährung unterwegs‹. Wer mehr über die Notwendigkeit einer richtigen und gesunden Ernährung wissen will, kann sich mit entsprechender Literatur informieren.

Es ist sicher gut, bereits vor der Abreise (ca. 2 – 4 Wochen vorher) *dem Körper etwas Unterstützung zu geben,* ihn sozusagen auf die Reisestrapazen vorzubereiten.

Fastenkur
Zur Reinigung und Entlastung empfiehlt sich eine Fastenkur: Saftfasten, Obstkur, Reiskur oder anderes für ca. 1 Woche oder 10 Tage. Oder eine Blutreinigungskur von 1 bis 4 Wochen, mit z. B. Brennesselsaft, Kräutertee usw.

Stärkung des Organismus
Zur Stärkung des gesamten Organismus für die bevorstehenden Reisestrapazen sollte man täglich 1 – 3 Eßlöffel Bienenpollen-Granulat vor den Mahlzeiten einnehmen. Die Leber ist immer hohen Belastungen ausgesetzt, deshalb ist es besser, wenn sie schon vor der Abreise gestärkt wird; z. B. mit Hepatodoron.

Echinacea-Tinktur
Eine Woche vor Abfahrt empfiehlt es sich, mit der Einnahme von täglich 10 – 20 Tropfen Echinacea-Tinktur zu beginnen, was die körpereigenen Abwehrkräfte gegen Krankheitserreger enorm steigert. Dies ist vor allem bei Flugreisen in die Tropen angezeigt, denn unser Organismus ist meist nicht so schnell abwehrfähig gegen die in diesen Breiten vorhandene Vielzahl ihm fremder Krankheitserreger.

Ärztliche Untersuchung

Eine gründliche ärztliche Untersuchung mit Blut- und Urintest sollte vor Reiseantritt gemacht werden, damit eventuelle Krankheiten (und seien sie noch so klein und unbedeutend) noch zu Hause behoben werden können.

Vergewissere dich auch, daß deine *Zähne* in Ordnung sind. Die zahnärztlichen Dienstleistungen sind in vielen Ländern — Asien, Afrika, Südamerika — eine Katastrophe! Es ist allerdings unnötig, sich vorsichtshalber vorher alle Zähne ziehen zu lassen ...

Tropentauglich?

Menschen mit nachfolgenden Leiden sollten nicht in tropische Länder reisen: chron. Leber-, Gallen-, Nieren- und Harnwegeerkrankungen, bei Schilddrüsenüberfunktion, Herz- und Kreislauferkrankungen, Störungen im blutbildenden System, chron. Erkrankungen im Verdauungsapparat (z. B. Magengeschwür), mit vorhandener oder gerade überstandener Tuberkulose, schwerer Diabetes, Psychopathien.

Abwehrkraft des Körper

Bei den genannten Erkrankungen wäre die Abwehrkraft des Körpers möglicherweise zu schwach, um mit den Belastungen eines tropischen Klimas fertig zu werden (Klima, Umwelt, erhöhte Ansteckungsgefahr, Reisestrapazen). In solch einem Fall ist es besser, mit einer Tropenreise zu warten, bis der Gesundheitszustand sich wieder gebessert hat. Aus den gleichen Gründen sollten auch akute Krankheitszustände — wie z. B. eine Grippe — unbedingt noch vor der Abreise auskuriert werden.

Eine Blinddarmreizung oder gar -entzündung vorher beachten. Nicht gleich nach einer Blinddarmoperation losfahren, weil der Darm noch sehr empfindlich ist. Bis zum Reiseantritt mindestens einen Monat warten.

Schutzimpfungen und homöopathische Prophylaxe

Für einige Länder bestehen Impfbestimmungen, und ohne entsprechende Eintragung im Internationalen Impfpaß kann es Schwierigkeiten bei der Rückkehr aus einem Epidemiegebiet geben. Erkundige dich, ob diesbezügliche Vorschriften für dein Reiseziel bestehen (Reisebüro, Botschaft, Tropeninstitut).

Weiterhin ist jede Impfung selbst ein Problem. Impfungen wurden eingeführt, um Epidemien unter Kontrolle zu bekommen, und sie sind mittlerweile selbstverständliche Praxis. Im allgemeinen wird sehr gedankenlos mit dieser Errungenschaft umgegangen, und es herrscht der Glaube, daß damit alle Probleme gelöst worden sind. Leider wird über die andere Seite der Medaille: Impfschäden, eventuelle Spätschäden etc. nicht laut gesprochen. Die Schulmedizin ist gerade bei Virus-Erkrankungen noch immer recht hilflos und hat so gut wie keine wirksame Chemotherapie anzubieten. Möglicherweise einer der Gründe, warum — neben dem guten Willen, Epidemien zu verhindern — sich die Impfungen ganz allgemein durchgesetzt haben.

Impfschäden

Die Schutzimpfung (zu der ungefährlich gemachte Krankheitserreger bzw. deren Giftstoffe/Toxine oder das Serum aktiv immunisierter Tiere verwendet werden) stellt immer eine Belastung für den Organismus dar. In irgendeiner Form muß unser Körper sich mit dem plötzlichen Eintritt des Fremdkörpers Impfstoff auseinandersetzen. Es wird sozusagen eine Krankheit künstlich erzeugt und (bei der aktiven Impfung) werden Abwehrstoffe gebildet, was den Körper mehr oder weniger stark belastet. Manche Menschen reagieren auf den Impfstoff empfindlich, so daß Nebenwirkungen und Krankheitserscheinungen zum Ausbruch kommen können.

Künstlich erzeugte Krankheit

Impfkalender für Fernreisen

[1]) Nur für Reisen in tropische Landesteile empfohlen
[2]) Gebiete mit gelegentlich auftretender Resistenz gegen Chloroquin
[3]) Gebiete mit häufig auftretender Resistenz gegen Chloroquin
● bei Einreise aus infizierten Gebieten vorgeschrieben
+ vorgeschrieben
○ empfohlen
− nicht notwendig

Nach Angaben der Welt-Gesundheitsorganisation (WHO) und des Instituts für Infektions- und Tropenmedizin München.

Stand September 1989

Quelle: ADAC

	Cholera	Malaria-Vorsorge	Gelbfieber
Nordafrika	−	○	●
Sahelländer	●	○	+
Tropisches Afrika	●	○	+
Kenia/Tansania	●	○[3])	○[1])
Senegal	−	○	+
Südafrika	−	○	●
Madagaskar	●	○[2])	●
Mauritius	−	○	●
Seychellen	−	−	−
Karibik	−	−	●
Haiti/Domin. Rep.	−	○	●
Mittelamerika	−	○	●
Andenstaaten	−	○[2])	●[1])
Venezuela	−	○[2])	○[1])
Kolumbien	−	○[2])	○[1])
Brasilien	−	○[2])	○[1])
Kleinasien	−	○	●
Persischer Golf	−	○	●
Südostasien	−	○[2])	●
China	−	○	●
Hongkong	−	−	−
Indien	●	○	●
Indonesien	−	○[2])	●
Malediven	−	−	●
Nepal	−	○	●
Pakistan	●	○	●
Philippinen	−	○[2])	●
Singapur	−	−	●
Sri Lanka	−	○	●
Australien	−	−	●
Neuseeland	−	−	−
Fidschi	−	−	●

Wirksamkeit umstritten	Da auch oftmals die generelle Wirksamkeit umstritten ist, wie z. B. bei der Cholera-Impfung, ergibt sich die Frage, ob nicht die Impfung einen größeren Risikofaktor darstellen könnte als eine eventuelle Erkrankung. Die Gesamtproblematik kann hier nicht weiter besprochen werden. Dies soll an anderer Stelle geschehen. Ob jemand sich dennoch einigen Impfungen unterziehen will oder muß, bleibt zu klären. Falls Nebenwirkungen nach einer Impfung auftreten, kann diesen mit dem homöopathischen Mittel Thuja C30 (bei Hautausschlägen) oder Malandrinum C30 begegnet werden. Bei Asthmaanfällen als Folge einer Impfung: Silicea. 1 bis 3× täglich 5 Tropfen für 1 Tag bis zu einer Woche, je nachdem, wie stark die Reaktionen auftreten. Die *Homöopathie* ist leider immer noch sehr zurückhaltend mit ihrem Angebot zur Prophylaxe (Vorbeugung); nur wenige Vertreter dieser Richtung wenden Mittel zur Vorbeugung an. Die Meinungen unterscheiden sich hier sehr aufgrund unterschiedlicher Praxiserfahrungen und Sichtweisen. Im englischen Sprachraum findet sich einiges zur Anwendung von Nosoden (homöopathisch aufbereitete Krankheitserreger, Stoffwechselgifte, Impfstoffe etc.), während ich darüber in der Bundesrepublik nicht viel in Erfahrung bringen konnte.
Asthma- anfälle	
Nosoden	

Im folgenden eine Kurzzusammenfassung dieser Recherchen:

Cholera	Cholera-Nosode
Tetanus	Tetanus-Toxin
Typhus	Typhoidinum
Pocken	Variolinum
Tollwut	Hydrophobinum (Lyssin)

Zur Vorbeugung werden 1× pro Tag 3×5 Tropfen in C 30 eingenommen. Während einer Epidemie 1× wöchentlich 5 Tropfen der jeweiligen

Nosode. Außer Nosoden kommen auch andere homöopathische Mittel in Frage.

Interessierten rate ich deshalb, einen erfahrenen Homöopathen aufzusuchen, um dieses Thema zu besprechen.

Adressen

Adressen sind über die DHU, Postfach 43 01 09, 7500 Karlsruhe 41, erhältlich.

Für Indien-Reisende sei noch folgende Adresse erwähnt:

Govt. Homoeopathic Hospital, Bombay

In Indien wird erstaunlich viel mit Homöopathie gearbeitet; die Mittel sind dort nicht teuer. Darum sollte es gute Möglichkeiten geben, sich dort entsprechende Mittel und Informationen zu besorgen. Weiteres siehe unter dem Punkt ›Vorbeugen ist besser als behandeln‹ und unter den einzelnen Besprechungen der Krankheiten: Cholera, Malaria, Pocken, Typhus, Gelbfieber, Tetanus (siehe Inhaltsverzeichnis), wo jeweils am Ende die Vorbeugung behandelt wird.

Etwas zum Schlafen

Auf Reisen in die heißen tropischen Länder ist es gut, einen dünnen Baumwollschlafsack mitzunehmen. Das ist günstiger als ein Tuch, weil man in den Sack ganz reinkriechen kann. Ein Tuch verrutscht dauernd, und Mücken und Wanzen können leichter stechen.

Schlafsack

In manchen Gebieten kühlt es während der Nacht zum Morgen hin empfindlich ab, so daß ein Schlafsack oder eine Decke in Reichweite liegen sollte. Sonst kann man sich leicht erkälten!

Einen dünnen Stoffschlafsack kann man leicht selbst zusammennähen. Bedenke eine Verlängerung für den Kopf. Mache den Schlafsack evtl. so lang, daß sich ein Teil unter eine Matratze zur Befestigung stopfen läßt.

Moskitonetz Fährt man in Gegenden, wo mit Mücken und sonstigen Insektenbelästigungen zu rechnen ist, nimmt man besser ein Moskitonetz mit. Das kann leicht selbst gemacht werden aus Gardinenstores. In diesem Fall ist Kunstfaser besser als Baumwolle. Nimm ganz feinmaschiges Gewebe. Mitunter kann es auch ziemlich günstig unterwegs erworben werden.

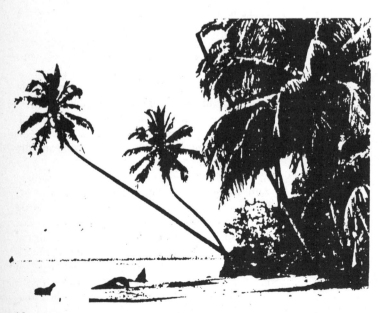

Die Reiseapotheke

Beschreibung von natürlichen Heilmitteln

Im folgenden werden in Kurzform Heil- und Vorbeugemittel beschrieben, die sich für die Reiseapotheke eignen. Spezielle chemotherapeutische Mittel, die bei manchen Tropenkrankheiten benötigt werden, sind hier nicht erwähnt (siehe Kapitel ›Spezielle Krankheiten und Tropenkrankheiten‹). Eine RA (= Reiseapotheke) kann nicht gegen alles ausgerüstet sein, sollte aber so gut ausgestattet sein, daß man sich weitgehend selbst behelfen kann, zumal die ärztliche Versorgung häufig recht unzureichend ist. Vor allem, wenn jemand Wert auf Naturheilmittel legt, tauchen meist Schwierigkeiten bei deren Beschaffung auf. Mit viel Zeit und Interesse läßt sich dann oft auch einiges auskundschaften über die jeweils heimischen Heilpflanzen und -methoden. Eine RA schließt ja

Frische Pflanzenteile

nicht aus, andere gute Medikamente oder frische Pflanzenteile zu benutzen, *wenn* sie einem begegnen. Dieses Buch setzt nicht voraus, daß seine Leser alle begeisterte Kräutersammler sind.

Chemische Arzneimittel kann man da schon wesentlich leichter beschaffen. Oft sind diese dann erheblich billiger als in der BRD. Die meisten Ärzte in sog. Entwicklungsländern verordnen bei jeder Kleinigkeit hochprozentige Chemie. Aufgepaßt!

Vorbeugung

Einige der nachfolgenden Mittel erfüllen mehrere Funktionen: Sie können zur Vorbeugung (z. B. Blütenpollen, Echinacea, Papain), mitunter auch als Nahrungsergänzung (z. B. Kelp, Hefe, Vit-

| Behandlung | amintabletten) oder auch zur Behandlung von Krankheiten herangezogen werden.
Die folgenden Beschreibungen mögen bei der Zusammenstellung der RA hilfreich sein. Die Auswahl wurde in erster Linie nach eigenen Erfahrungen und Einsichten getroffen. Das bedeutet nicht, daß alle aufgeführten Mittel mitgenommen werden müssen. Das hängt vom Reiseziel und persönlichen Bedürfnis ab. Von daher ist es kaum möglich, Vorschläge zu machen, die den Anspruch erheben können, ›optimal‹ zu sein. Trotzdem habe ich es gewagt, im ›Musterbeispiel‹ (siehe dort) einen Vorschlag für den Schutz vor Erkrankungen in den Tropen zu machen. Die Beschreibung der Mittel bezieht sich hauptsächlich auf ihren Wert in der Reiseapotheke. |

Einfache Grundausstattung

JHP-Öl	(Japanisches Heilpflanzenöl) sollte man immer in der Tasche haben, weil es bei vielen alltäglichen Wehwehchen hilfreich ist. Es besitzt antibakterielle Eigenschaften, die vor allem im Hals-Nasen-Rachen-Bereich gut wirksam werden. 1 – 12 Tropfen in Flüssigkeit und tägl. 1 Tropfen pur. Zum Inhalieren 2 – 3 Tropfen ins Wasser geben. – Bei Atembeschwerden als Sofortmaßnahme 1 Tropfen pur einnehmen und riechen. – Äußerlich bewirkt
Äußerlich	es eine stärkere Durchblutung der Haut und Muskeln. Darum ist es wirksam bei Gelenkschmerzen, verspannten Muskelpartien (z. B. Nacken, Schultern, Rücken), Kopfweh, rheumatischen Erkrankungen. Ca. 5 Tropfen 3× täglich in die schmerzende Stelle einreiben. Falls Massage, hinterher einreiben. – Schnitt- und Schürfwunden heilen schneller und werden desinfiziert (brennt zuerst etwas). Bei Insektenstichen lindert es den Juckreiz.
Innerlich	Bei Übelkeit, Unwohlsein und Abgespanntheit 1 – 2 Tropfen in lauwarmem Wasser oder Tee ein-

Sparsam verwenden!	nehmen. − Bei Herzbeschwerden eine Kompresse (10 − 20 Tropfen in Wasser) für 10 − 15 Minuten auflegen. − Zur Förderung der Gallenproduktion (bei Blähungen, Aufstoßen, Gallenblasendruck) täglich 1 − 3 Tropfen in Flüssigkeit. − Zur Unterstützung bei Magenverstimmung, Entzündung im Magen-Darm, bei Gallen- und Nierensteinen. − JHP-Öl ist sehr konzentriert, darum sparsam verwenden! Wenige Tropfen genügen meist. Vorsicht, daß es nicht in die Augen kommt, denn es brennt sehr!
Chinaöl, Olbastropfen o. ä.	lassen sich ähnlich verwenden bei Kopfweh (Stirn, Schläfen und Nacken einreiben), Insektenstichen, Neuralgien, Gelenkschmerzen, Husten, zum Inhalieren, als Dampfbad. Zur gleichen *äußerlichen* Anwendung eignet sich auch *Tigerbalm*. Chinaöl hilft u. a. auch innerlich bei Erkältung, Husten, Unwohlsein, Bauchweh, Blähungen. In Wasser oder Kräutertee verdünnt einnehmen oder einige Tropfen pur auf die Zunge träufeln. Zur Linderung von Zahnweh versuchen.
Arnika-Wundtücher oder -tinktur	Zur heilsamen Linderung von Sonnenbrand, Insektenstichen, Prellungen, Quetschungen, Verstauchungen, Gelenkschmerzen, Sehnenscheidenentzündungen u. ä., sowie auf Wunden, Furunkel, Abszesse, Verletzungen. Die Tinktur muß mit (abgekochtem) Wasser im Verhältnis 1:5 (1 Eßlöffel Arnikatinktur und 3 Eßlöffel Wasser) angewendet werden. Arnika ist schmerzstillend und fördert die Heilung. − Bei längerem Dauergebrauch wird die Haut von A. geschädigt; darum zwischendurch mit Ölen oder fetten Salben einreiben. Arnikatinktur *innerlich* kann gefährlich sein! Deshalb nur in *homöopathischer Verdünnung* D4, D6 oder D10 nach Trauma oder Schock einnehmen.
Arnikasalbe	ist ideal zur Nachbehandlung stumpfer Verletzungen und eine Heilsalbe für Wunden, Hautabschürfungen und Hautausschläge.

| **Beinwellsalbe (Comfrey)** | Für Wunden und Verletzungen aller Art, z. B. bei Quetschungen, Verstauchungen, Prellungen, Verbrennungen, Überbeinen, Narbenpflege, Sonnenbrand, verhindert Blutvergiftung. Das Knochenwachstum wird unterstützt. Deshalb ist es hilfreich, das Mittel um die Bruchstelle herum einzureiben. Nach Möglichkeit dann auch frische Pflanzenteile essen. In den Tropen ist Beinwellsalbe allerdings nur bedingt wirksam. Gegen meine Tropengeschwüre war sie jedenfalls machtlos. Ansonsten schätze ich die Salbe als ein sehr wirksames Mittel.
Der *Beinwell-Tee* ist gut gegen Husten, Bronchitis, Kreislaufstörungen, Magen-Darm-Störungen, Nierenerkrankungen. |
|---|---|
| Frische Pflanzenteile essen | |
| **Nelkenöl** | Lindert Zahnschmerzen; hilfreich ist im Notfall auch das Kauen auf ganzen Gewürznelken. Bei Ohrenschmerzen einige Tropfen Öl ins Ohr träufeln. Darüber hinaus bedingt als Insektenschutzmittel wirksam. |
| **Johanniskrautöl** | *Äußerlich* bei Sonnenbrand, Verbrennungen ersten Grades, Wunden, Beulen, Quetschungen, Rückenschmerzen, Rheuma u. a. Zur Stärkung der Leber kann das Gebiet der Leber eingerieben werden. Johanniskrautöl kann leicht *selbst hergestellt* werden: frisches blühendes Kraut (Blütezeit in der Bundesrepublik Deutschland Ende Juni bis September; in Südeuropa etwas früher) kleinschneiden, mit einem kaltgepreßten Öl übergießen und im zugeschraubten hellen Glas in die Sonne stellen (Fensterbank). Nach ca. 6 Wochen, wenn sich der Flascheninhalt dunkelrot gefärbt hat, ist das Öl fertig und kann gefiltert werden. In dunkle Flaschen füllen.
Innerlich bei Bauchschmerzen und Entzündungen im Darm 10–15 Tropfen. Nimmt man es teelöffelweise ein, können Würmer damit abgeführt werden. |
| Stärkung der Leber | |

Propolis

Wabenbaustoff der Bienen. Das ist eine harzige Substanz, die sie von Blattknospen und Baumrinden — hauptsächlich von Pappeln — sammeln. Sie verwenden es zum Reparieren ihres Baus (Kittharz) und um sich in ihrem engen Zusammenleben im Bienenkorb vor Erkrankungen zu schützen. Für den Menschen ist Propolis ein großartiges Heilmittel, das auf keiner Reise fehlen sollte, weil es bei vielen Beschwerden und Erkrankungen angewendet werden kann: Erkältung und Grippe, Halsweh, entzündete Mandeln, Husten, bei Zahnfleischproblemen, Zahnweh, Brandwunden, Furunkel, Beulen, zur allgemeinen Wundbehandlung und Desinfektion, bei Magen-Darm-Erkrankungen, Pilzkrankheiten. Auf langsam heilende Wunden, wie Gangräne, kann Propolis unter Umständen mit Öl, Vaseline oder Lanolin vermischt aufgetragen werden.

Sollte auf keiner Reise fehlen!

Propolis hat antibakterielle, kühlende und heilende Eigenschaften und ist ein wirkungsvolles natürliches Antibiotikum, das bei Infektionskrankheiten eingesetzt werden kann. Propolis, die aus Pappeln bezogen wurde, hat allgemein stärkere antibiotische Eigenschaften als diejenige, die von anderen Pflanzen stammt. Sie ist als Tinktur und in Kapseln erhältlich.

Propolis wird von den meisten Menschen gut vertragen (keine Nebenwirkungen). Wenige Menschen könnten allergisch reagieren (Hautausschlag). Verträglichkeitstest: Wer Propolis vorher noch nie angewendet hat, kann vor dem Schlafengehen etwas Propolis einnehmen. Zeigt sich am nächsten Tag kein Hautausschlag, kann sie mit auf die Reise gehen. Zeigen sich jedoch Anzeichen eines Ausschlags, sollte das Mittel nicht angewendet werden. Da Propolis sehr teuer ist, sollte sie nicht unbedingt bei jeder Kleinigkeit angewendet werden — vor allem dann nicht, wenn zur Behandlung auch andere günstigere Mittel genommen werden können.

Verträglichkeitstest

Petasites-Tabletten/ -Tropfen	Petasin wird aus der Pestwurz (*Petasites officinalis*) gewonnen und in Kapseln haltbar gemacht: eine alte Heilpflanze gegen Krampfzustände und zur Wundbehandlung. Heute hat man festgestellt, daß vor allem der Wirkstoff Petasin krampflösende und schmerzstillende Eigenschaften besitzt. Er ist wirksam bei Kopfschmerzen, Migräne sowie zur Linderung allgemeiner Schmerzzustände. Außerdem unterstützt er die Abwehr von Infektionen.
Chemische Schmerzmittel	Nebenbemerkung zu chemischen Schmerzmitteln: Sie haben alle mehr oder weniger starke Nebenwirkungen und führen alle bei regelmäßigem Gebrauch oder in hohen Dosierungen zu schweren Schädigungen. Generell sollten diese Mittel nur sehr zurückhaltend zur Überbrückung von unerträglichen Schmerzen genommen werden. Dem Schmerzauslöser muß bei der nächsten Gelegenheit auf den Grund gegangen werden!
Azetylsalizylsäure	Den Präparaten, die aus Azetylsalizylsäure (ASS) bestehen, werden noch die wenigsten Nebenwirkungen nachgesagt (z. B. das altbekannte ›Aspirin‹); aber auch hier ist Vorsicht geboten! Hauptnebenwirkungen können sein: Magenbeschwerden und Asthmaanfälle.

Auf Schmerzen im inneren Organbereich sowie auf sehr starke Schmerzen haben ASS-Präparate keinen besonderen Einfluß. Gute Wirksamkeit wird ihnen nachgesagt bei: Kopf-, Zahn-, Glieder-, Muskel- und Knochenschmerzen sowie Menstruationsbeschwerden.

Außer den ASS-Präparaten und Paracetamol (›Ben-u-ron‹) können alle anderen Schmerzmittel hier wegen zu großer Fragwürdigkeit ganz ausgeschlossen werden.

Für sehr schwere Schmerzzustände, wo ASS- oder Paracetamol-Präparate nicht wirken, ist eventuell ›Fortral‹ oder ›Valoron N‹ eine Möglichkeit. Bei beiden Schmerzmitteln besteht allerdings Suchtgefahr!

Milchsäuretinktur (Molke)	10- bis 20prozentige Milchsäure dient zum Desinfizieren von Wunden und Verletzungen aller Art. Vor allem in tropischen Ländern ist es wichtig, selbst kleinste Wunden und Kratzer sowie Insektenstiche zu desinfizieren, damit keine Bakterien aufgenommen werden. Die Molke hilft auch etwas gegen den Juckreiz. – Weiterhin ist sie wirksam bei Infektionen im Mund und Rachen (eventuell vorbeugend ab und zu damit spülen und gurgeln), Pilzerkrankungen auf der Haut (schwärende Flechte, Fußpilz, Pilze in der Vagina). Bei
Innerlich	Magen-Darm-Erkrankungen innerlich, verdünnt mit (abgekochtem) Wasser. Milchsäure wirkt günstig auf die Darmflora und kann eventuell einige Krankheitserreger unschädlich machen. Als durstlöschendes Getränk, in Wasser verdünnt, können die letztgenannten günstigen Eigenschaften der Molke gleich mit ausgenutzt werden.
Kamillosan	oder Kamillenblütentee hilft innerlich und äußerlich bei kleineren Beschwerden und Entzündungen: Bauchschmerzen, Magenverstimmung, Übelkeit, Bindehautentzündung, zum Inhalieren bei Husten und Schnupfen u. a. Wirkt beruhigend, krampflösend, heilsam.
Wundpuder	wird nicht selten bei nässenden Wunden, Sonnenbrand mit Bläschenbildung etc. benötigt. Für südliche Länder ist ›Golden Seal‹ (*Hydrastis canadensis*) ein sehr gutes Wundpulver (Pulver aus der Wurzel).
Bachblüten-Notfall-Tropfen und -salbe	Dies Mittel empfehle ich, überall dabeizuhaben. Es wirkt auf ähnliche Weise wie die homöopathischen Mittel. Die Tropfen können bei allen kleinen und großen außergewöhnlichen Ereignissen eingesetzt werden: Schock, Angst, Schrecken, Panik, Streß, Reisefieber, Überanstrengung, Nervosität, Schwindel, Delirium u. a. 3 Tropfen in ein Glas Wasser, umrühren. Häufig kleine Schlucke

Im Mund behalten	trinken. Einige Augenblicke vor dem Hinunterschlucken im Mund behalten. Wenn der Betroffene ruhiger geworden ist, die Einnahme von viertelstündlich bis auf stündlich reduzieren, je nach Notwendigkeit.
	Ist der Leidende ohnmächtig oder bewußtlos, werden ein paar Tropfen direkt aus der Flasche auf die Lippen oder Zahnfleisch geträufelt, sowie auf Handflächen, Handgelenke und hinter die Ohren gegeben. Auch dem Zuschauer und Helfer eines Unfalls können mitunter die Tropfen helfen, mit der Situation besser fertig zu werden.
	Wunden oder schmerzende Körperstellen können mit der Notfallsalbe bestrichen oder feuchte Wickel angebracht werden (auf ½ l Wasser 6 Tropfen).
Nicht vergessen	Verbandszeug, Pflaster, elastische Binde, Fieberthermometer, Schere, Pinzette.

Zusätzliches für Subtropen und Tropen

Echinacea-Tinktur

Echinacea purpurea (Roter Sonnenhut) ist ursprünglich in Mittelamerika zu Hause; wächst mittlerweile auch in anderen Teilen der Welt einschließlich Europas. Eine besondere Eigenschaft von Echinacea ist die Förderung der körpereigenen Abwehrkräfte. Es dient sowohl zur Vorbeugung als auch zur Behandlung von Infektionskrankheiten. Bei allen Erkrankungen, durch die das Blut durch Giftstoffe oder Fremdkörper in Mitleidenschaft gezogen wird, wirkt Echinacea sich günstig aus. Bei allen Hauterkrankungen, Wunden, z. T. bei Schlangenbissen, Furunkel, Blutvergiftung innerlich und äußerlich anwenden. Es fördert die Eiterbildung. Aufgepaßt bei Blinddarmreizung! Bei Infektionskrankheiten spielt neben der Steigerung der körpereigenen Abwehrkraft auch die antibakterielle Eigenschaft eine bedeutende Rolle. Die Tinktur kämpft also auch direkt gegen Krankheitserreger.

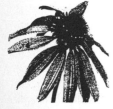

Vorbeugung	Zur allgemeinen Vorbeugung reichen in der Regel 10−20 Tropfen täglich aus. Zur Behandlung von Erkältung und Grippe 3× täglich 20 Tropfen oder mehr. Je nach Schwere einer Erkrankung u. U. stündlich 20 Tropfen oder mehr. Echinacea kann bei allen Arten von Entzündungen angewendet werden. So auch bei Hals- und Mandelentzündung, Entzündungen im Darm, Blasenentzündung u. a. Echinacea ist als Tinktur oder Extrakt erhältlich (z. B. ›Echinacin‹ von Madaus). − Das Mittel ›Esberitox‹ leistet ähnlich gute Dienste. Dies ist als Tinktur, Tabletten oder Zäpfchen erhältlich. − Stehen frische Pflanzenteile von Echinacea zur Verfügung, können sie als Brei zerkaut oder zerquetscht auf Wunden gelegt werden, gegessen oder als Tee gebraut werden.
Solidago-Tinktur	Goldrute zur Anregung der Nierentätigkeit; oder ein anderes natürliches *Nierenmittel*. Bei Infektionskrankheiten und Vergiftungserscheinungen ist es wichtig, die Nierenfunktion zu fördern und anzuregen. Neben der Leber sind die Nieren das wichtigste Entschlackungs- und Entgiftungsorgan. Deshalb ist es wichtig, daß sie reibungslos arbeiten können − vor allem im Falle einer Erkrankung sollten sie unterstützt werden. Bei allen Krankheiten, die mit Fieber einhergehen, muß unbedingt die Ausscheidungsfähigkeit der Nieren sichergestellt werden.
Leberstärkungsmittel	z. B. Hepatodoron (Weleda), Mariendisteltinktur u. a. sollte auf keiner Tropenreise fehlen; denn die Leber ist in einem heißen ungewohnten Klima noch mehr belastet als sowieso schon. Vorbeugend sollte bereits vor Abreise mit der regelmäßigen Einnahme eines Leberstärkungsmittels begonnen werden. Wenn die Leber schwach ist, kommt es auch leichter zu einer Gelbsucht. Außerdem wird die Leber bei jeder Krankheit, vor allem bei

Infektionskrankheiten, stark beansprucht. Und in so einem Fall muß sie immer mitbedacht werden. Auf Reisen in tropische Gebiete ist es günstig, durchgängig ein Leberstärkungsmittel einzunehmen. Siehe auch unter ›Pflege der Leber‹.

Papain-Tabletten Papain ist der Hauptwirkstoff der Papaya. Er befindet sich in den Blättern, der unreifen Frucht und in den Kernen der reifen Frucht. Siehe hierzu auch unter ›Tropische Früchte, Papaya‹. Papain hält den Darm sauber, weil es Parasiten verdauen (= vernichten) kann. Neben dieser besonderen Eigenschaft, die für Tropenreisende von Bedeutung ist, ist Papain allgemein hilfreich bei Verdauungsstörungen, wirkt günstig auf die Bauchspeicheldrüse und als Heilmittel bei Krankheiten, wenn Leber und Milz sich vergrößert haben. – Zur Vorbeugung können Papain-Tabletten vor den Mahlzeiten (1–2 Stück) eingenommen werden. Zur Behandlung von Würmern und anderen Darmparasiten müssen sie nach den Mahlzeiten eingenommen werden.

Okoubaka – D4 homöopathisch – leistet ähnlich gute Dienste wie Papain. Stärkt Magen und Darm. Ist hilfreich bei Durchfall, verdorbenen Speisen u. a., Anfälligkeit und Krankheitszuständen im Magen-Darm-Bereich. Zur Vorbeugung vor den Mahlzeiten etwa 5–10 Tropfen in etwas Wasser.

Blütenpollen Ein Produkt der Bienen, mit vielen wertvollen Inhaltsstoffen, die insgesamt kräftigend auf den gesamten Organismus wirken. Es sind alle Faktoren eines erstklassigen Proteins enthalten (21 Aminosäuren), viele Vitamine, Mineralstoffe, Spurenelemente und ein natürliches Antibiotikum. – Pollen nähren die Körperzellen, stimulieren viele Körperfunktionen und bauen Widerstandskraft gegen Erkrankungen auf. – Das enthaltene Antibiotikum verhindert das Wachstum einiger Mikroben.

Reguliert die Darmflora	Es reguliert die Därme dadurch, daß es schädliche Bakterien vertreibt und schwächt (es darf aber nicht erwartet werden, daß es auf alle Bakterienarten vernichtend wirkt!); gleichzeitig fördert der ebenfalls in Pollen enthaltene Wachstumsfaktor das Gedeihen der gesunden, notwendigen Bakterienstämme. – Dieses Wunderprodukt der Bienen wirkt ausgleichend auf den menschlichen Organismus. – Pollen eignen sich sowohl vorbeugend zur Stärkung als auch zur Nachbehandlung von schweren Krankheiten, um wieder zu Kräften zu kommen. Ebenso können sie bei vielen Erkrankungen zur Linderung, Heilung und Stärkung miteinbezogen werden: Blutarmut, Entzündungen im Darm, Katarrh, Verdauungsstörungen (sowohl Durchfall als auch Verstopfung), zur Giftausscheidung, Herzschwäche, Bronchitis, Erkältungskrankheiten, Rheuma, Arthritis, bei starken Blutungen, Koliken, Bluthochdruck, u. a. Blütenpollen haben keine Nebenwirkungen. Manche Pollenarten mögen für solche, die zu Heuschnupfen neigen, Allergien hervorrufen, allerdings nicht, wenn die Pollen wirklich von den Bienen gesammelt wurden. Als erstklassig gelten die sog. Cernitin-Pollen, die von organisch gewachsenen und speziell ausgesuchten Blumen und Blüten stammen. Die schwedische Firma Cernelle stellt aus solchen Pollen Kapseln her. Blütenpollen sind auch als Granulat erhältlich.
Zur Stärkung und zur Nachbehandlung	
Kelp-Tabletten (Seegras/Algen)	Seegras ist eine der ältesten Pflanzen der Welt und weist zehnmal mehr Mineralien auf als alle bekannten Pflanzen, die an Land wachsen. Zur Vorbeugung gegen Mineralstoffmangel und dadurch begünstigte Krankheiten empfiehlt es sich, jeden Morgen eine Kelp-Tablette einzunehmen. Bekommt man es als Pulver oder Granulat, kann es als Würzmittel (Salzersatz) benutzt werden. – Kelp wirkt sehr günstig auf den Dickdarm, hält ihn elastisch und im Gleichgewicht. Darum ist es

Magen-Darm-Erkrankungen	gut, Kelp bei Magen-Darm-Erkrankungen miteinzubeziehen. Seine antiseptische Wirkung ist von Nutzen bei Ruhr, Würmern u. a. Darmparasiten. Es wirkt regulierend sowohl bei Durchfall als auch Verstopfung. Bei Durchfall entsteht ein hoher Kaliumverlust, den Seegras mit seinem hohen Kalium-Gehalt wieder ersetzen kann. Bei chronischer Verstopfung wirkt es einer Selbstvergiftung entgegen. Die Leber wird gestärkt und dabei unterstützt, Gifte zu entfernen. — Durch seinen Mineralstoff- und Vitamin-Gehalt schützt Kelp gegen Bakterien, reguliert den Stoffwechsel und das Nervensystem, normalisiert das Gewicht und reinigt den gesamten Organismus. Es bereichert und aktiviert die Gewebe. — Im Kelp sind alle Mineralien enthalten, die im menschlichen Blut vorkommen. Zur Unterstützung bei Blutarmut, Eisenmangel, zur Regulierung des Blutdrucks. Auch bei Störungen im Blutsystem kann Kelp gute Dienste leisten. Es fördert verspätete Menstruation in schonender Weise. Insgesamt wirkt Seegras ausgleichend auf den menschlichen Organismus.
Zu beachten	Für Menschen, die unter einer Überfunktion der Schilddrüse leiden, kann Kelp oder sogar schon das Einatmen jodhaltiger Seeluft zu verstärktem Herzklopfen und schnellerem Puls führen! In so einem Fall sollte Kelp nur in homöopathischer Dosis verwendet werden. Es ist so vielleicht sogar möglich, auf diese Art eine schrittweise Heilung zu erlangen, die es dann später wieder erlaubt, Kelp auch in seiner reinen, d. h. unverdünnten Form zu nehmen. Man sollte bei Überfunktion der Schilddrüse mit einem Homöopathen reden.
Hefe	(Bierhefe, keine Backhefe) in Tablettenform, Paste, Flocken, Miso, Marmite u. a. ist eine wertvolle Nahrungsergänzung, weil sie reich an Protein ist und alle B-Vitamine enthält. Siehe weiteres unter ›Ernährung‹.

Tages-Verbrauch begrenzen	Hefe wirkt günstig auf die Verdauung. Sie kann bei Zahnfleischentzündungen und Parodontose hilfreich sein sowie bei manchen Formen von Blutarmut. Allerdings sollte auch in solchen Fällen der tägliche Verbrauch nicht mehr als höchstens 10–15 g betragen. Der Harnsäurespiegel würde sich sonst ungünstig erhöhen.
Vitamin-C-Tabletten	Auch wenn es frisches Gemüse und Obst gibt, ist es gut, auf eine ausreichende Vitamin-C-Versorgung zu achten.
	Vitamin C wird nicht im Körper gelagert und bei Bedarf herangezogen, wie das bei den meisten anderen Stoffen mehr oder weniger der Fall ist. Vitamin C ist wasserlöslich und wird immer wieder durch Schwitzen und Wasserlassen ausgeschieden.
Täglich neu zuführen	Darum muß es täglich neu zugeführt werden. Es ist in vielerlei Weise wichtig für uns. So unterstützt es den Körper bei der Bekämpfung von Bakterien, Viren und anderen Fremdstoffen. Bei Vitamin-C-Mangel besteht erhöhte Anfälligkeit für Infektionen aller Art; Wunden heilen schlechter (vor allem, wenn gleichzeitig Eiweißmangel besteht), Knochen und Zähne werden geschwächt, porös und brechen leichter u. a. mehr. – Vitamin C geht dem Körper außerdem schneller verloren durch das Einatmen von Abgasen (vor allem Blei), Insektenspray (vor allem, wenn sie DDT enthalten), Rauch aus Schornsteinen und von Zigaretten (!) u. a. chemischen Stoffen aus der Luft und Nahrung. Das gleiche gilt für die Einnahme mancher chemischer Medikamente, wie Aspirin, Insulin, einige Beruhigungsmittel u. a. m.
Tagesbedarf	Die Angaben darüber, wieviel Vitamin C wir täglich zur ausreichenden Versorgung benötigen, unterscheiden sich von 40–250 mg. Anhaltspunkte: 1 frische Orange enthält ca. 60 mg Ascorbinsäure (Vitamin C). Das ist in der Regel für den durchschnittlichen Tagesbedarf ausreichend. Bei Erkrankungen und unter besonderen Umständen

(Umweltbelastungen, Rauchen, Medikamente etc.) die tägliche Einnahme auf ca. 500 mg oder mehr erhöhen! Vorzugsweise dann zusammen mit Kalziumtabletten, um eine Übersäuerung durch die Ascorbinsäure zu verhindern. Vitamin C wirkt auch gegen die Schädlichkeit von Giftstoffen, wie Sulfonamiden, Arsen, Blei u. a.

Vitamin-C-Quellen
Gute Vitamin-C-Quellen sind, neben allen Zitrusfrüchten, die Acerola-Beere (enorm hoher Gehalt), Guave, frische Paprika, Keimlinge. Zum Mitnehmen empfehlen sich Hagebuttenschalen- und Hibiskusblütentee, die beide noch in getrocknetem Zustand einen hohen Vitamin-C-Gehalt aufweisen; sowie eine Packung Vitamin-C-Tabletten, die aus natürlichen Substanzen bestehen (z. B. Acerola-Beere), um für Engpässe und Erkrankungen gewappnet zu sein. Eine ausgewogene Ernährung mit einem großen Frischkostanteil versorgt uns im Normalfall ausreichend mit allen nötigen Vitaminen, einschließlich Vitamin C. Das ist der Pilleneinnahme immer vorzuziehen.

Tormentilla-Tinktur

Blutwurz (*Potentilla tormentilla*) wächst in ganz Europa, ausgenommen in Südspanien und südl. Balkanländer. Sie galt schon im Mittelalter als beste Heilpflanze gegen Pest und Cholera und gilt heute noch in der modernen Naturheilkunde als Hauptmittel gegen Cholera. Des weiteren ist sie

Innerlich
wirksam bei infektiösen Darmkatarrhen, Ruhr, Durchfall (als Stopfmittel), Paratyphus, Dickdarmentzündung, Leberschwellung und Gelbsucht. Bei starken Menstruationsbeschwerden lindernd. Wirkt blutreinigend und stoffwechselregu-

Äußerlich
lierend. Äußerlich bei Entzündungen, Flechten, Geschwüren und Ekzemen anwendbar. Zum Gurgeln und Spülen bei Zahnfleischentzündungen und Halsweh.

Es empfiehlt sich, die Blutwurz in Form von Tinktur mitzunehmen. Je nach Bedarf 3× täglich 10–20 Tropfen in Flüssigkeit einnehmen.

Andorn-Tinktur (*Marubbium vulgare L.*) ist in Zentralasien, Nordafrika und Mittelmeerländern beheimatet. Als Essenz oder Tinktur, auch homöopathisch (Herba Marrabiialba), empfiehlt es sich wegen vielseitiger Vorzüge: als Lungenmittel, bei Husten und Katarrhen, Blutarmut. Die enthaltenen Bitterstoffe wirken günstig auf die Leber und Galle, so daß es bei Gelbsucht u. a. Erkrankungen, bei denen Leber und Milz in Mitleidenschaft gezogen sind, hilfreich sein kann. Ausgleichende Wirkung bei Verdauungsstörungen, sowohl Durchfall als auch Verstopfung. Wirkt normalisierend auf die Menstruation, wenn sie sich verspätet hat oder sonstwie gestört ist. Auch wirkt das Mittel beruhigend und stärkend auf das Herz.

Alant-Tinktur Die Alantwurzel (*Inula helenium L.*) ist ursprünglich in Zentralasien beheimatet, und kommt inzwischen auch in Europa vor. Äußerlich gegen Hautjucken und Krätze (Scabies) wirksam. Innerlich (vor den Mahlzeiten) gegen Magen-Darm-Probleme, bei Gelbsucht, Verschleimung, Durchfall, Blutarmut u. a. − Steht die Wurzel frisch oder getrocknet zur Verfügung, wird daraus ein leichter Sud bereitet.

Spilanthes mauritiana Die Pflanze kommt in Afrika, Asien und Südamerika vor, wo sie heute noch in der Volksmedizin verwendet wird. Die Zulus kauen Blüten und Blätter gegen Entzündungen im Mund und bei Zahnschmerzen. In anderen Gebieten wird sie gegen Kopfschmerzen, Rheuma, Nieren- und Blasenentzündungen (Steine) oder bei Schlangenbissen angewendet. Spilanthes besitzt ein recht vielfältiges Anwendungsgebiet. Festgestellt wurde, daß der Hauptwirkstoff Spilanthol für Kaltblütler ein starkes Gift darstellt und schneller wirkt als DDT. Für den warmblütigen Menschen ist dieser Stoff ungiftig. − Wahrscheinlich könnte diese Pflanze bei vielen Erkrankungen sehr hilfreich sein; allerdings wurde sie bislang nur wenig erforscht. Vielleicht findet der interessierte Reisende ja auch etwas darüber heraus. Spilanthes ist als Tinktur erhältlich und kann bei Zahnschmerzen und Zahnfleischproblemen angewendet werden.

Teufelskralle
Harpago

(Lat. *Harpagophytum proeum bens;* engl. Devils Claw). Andere Namen: Woodspider, Kalahari Skapkelu, Duiswelsdoring, Beestedoring, Kloudoring, Rankdoring ... Vorkommen: in Steppen- und Savannengebieten in Südafrika, Botswana, Nambia und einigen Nachbarländern. Bei den Eingeborenen der o. g. Gebiete werden die frischen oder getrockneten Wurzeln (als Pulver) zur Wundbehandlung u. a. benutzt. In der westlichen Welt ist die Teufelskralle noch nicht sehr lange bekannt. Allerdings haben Untersuchungen und Erfahrungsberichte bald gezeigt, daß diese Wurzel sehr wirkungsvoll ist. In erster Linie wird sie als

Rheuma- und Arthritismittel

Rheuma- und Arthritismittel verwendet. Das Anwendungsgebiet ist jedoch wesentlich größer. Allgemein läßt sich dazu sagen, daß sie eine reinigende Wirkung auf den gesamten Organismus ausübt (Blut – Leber – Nieren – Lungen – Bauchspeicheldrüse), hilfreich bei Magen-Darm-Erkrankungen, Gallen- und Nierenbeschwerden (Steine löst und abtreiben hilft) sowie Entzündungen entgegenwirkt u. a. mehr. Für den relativ Gesunden empfiehlt sich eine allgemeine Blutreinigungskur mit Harpago. Zuckerkranke sollten diese nur in Absprache mit einem guten Arzt anwenden. In der richtigen Dosierung kann sie auch hier hilfreich sein. Bei uns in Tabletten- und Teeform erhältlich (schmeckt scheußlich bitter, aber ...).

Schöllkraut
Chelidonium majus

Diese Pflanze ist bei uns weit verbreitet. Der gelbe Milchsaft aus den Stengeln ist wirksam gegen Warzen, Flechten, Hautkrebs, Hautkrankheiten u. a. – Innerlich angewandt gibt es Tee oder Tinktur zur Behandlung von Leber- und Gallenleiden und Nieren- und Blasenerkrankungen. Schmerzlindernd und heilsam bei Magenschmerzen, auch Magengeschwür. Homöopathisch: Chelidonium dil D3 in erster Linie als Leber- und Gallenmittel. Weiterhin gegen Magenschmerzen, Lungenentzündung, Grippe. Allgemein gilt es für Beschwerden, die auf der rechten Seite auftreten. 3× täglich, 10–20 Tropfen.

Sonstiges Auf längeren Reisen ist es u. U. angebracht, ein *Notfüllungsset* für die erste Notversorgung bei herausgefallenen Zahnfüllungen mitzunehmen. Erkundige dich in einem Dentallabor, ob es dort diese amerikanischen Reisesets gibt. Ansonsten sollten dort Kunststoff-Stäbchen ›Guttapercha‹ oder ›Cavit W‹ erhältlich sein. Diese werden, über einer Flamme erwärmt, weich genug, um in das Loch eingedrückt werden zu können. Loch vorher säubern – eventuell mit Nelkenöl oder Propolis auspinseln. Selbstverständlich ist dieses nur eine ›Erste-Hilfe‹-Maßnahme. Bei der nächsten Gelegenheit zum Zahnarzt gehen!

Weiterhin *Herz-Kreislauf-Mittel* (z. B. Weißdorntropfen), *Augentropfen* (nach ärztlicher Verordnung), ein Fläschchen Alkohol und Sagrotan o. ä. zum *Desinfizieren*. Letzteres könnte mal wichtig sein, um bei ansteckenden Krankheiten Geschirr und Besteck zu desinfizieren ...

N-Multistix – Schnellteststäbchen zur Urinuntersuchung. Der Urin vom ersten Wasserlassen nach dem Aufstehen wird noch vor dem Frühstück untersucht. In einer Situation, in der es niemanden gibt, der eine Diagnose stellen könnte, kann man Urinstäbchen anwenden. Hier sind 8 Zonen aufgeführt, die einen recht guten Überblick über die Harnverhältnisse geben können: z. B. Nieren-Blasen-Leiden (PH, Blut, Eiweiß, Nitrit), Leber- und Gallenleiden (Bilirubin, Urobilionogen).

Evtl. *Einmalspritzen* mitnehmen ...

Malaria-Prophylaxe, siehe Seite 192 f.

Natürlich kann auch eine *rein homöopathische Reiseapotheke* mitgenommen werden. Dafür sollte man sich selbst etwas über Homöopathie informieren! Über Apotheken können diese Reisesets oder auch die Einzelmittel bestellt werden.
Eine Grundausstattung im Etui kostet mehr als 100,– DM.

Einiges zu Antibiotika

Grundsätzlich: Chemische Antibiotika sind unbrauchbar bei Krankheiten, die nicht infektiös sind (z. B. bei Rheuma)! Sie helfen auch nicht bei Krankheiten, die durch einen Virus verursacht wurden (Grippe, Hepatitis, Tollwut, Pocken u. a.). Antibiotika sollen, wenn überhaupt, nur bei Krankheiten angewendet werden, die von *Bakterien* verursacht werden. Einige gefährliche bakterielle Infektionskrankheiten, bei denen Antibiotika von lebensrettender Bedeutung sind: Typhus, Fleckfieber, Syphilis, Tripper, Gehirnhautentzündung u. a. Hier mögen auch homöopathische Mittel in Frage kommen, doch dazu kann nur ein erfahrener homöopathischer Arzt in dem jeweiligen Fall etwas sagen. Allgemein greift man heute viel zu oft zu Antibiotika. Vor allem Reisende in tropischen Ländern neigen sehr dazu. Das ist meistens unnötig. Hierbei sollte auch bedacht werden, daß es zu einer Resistenz gegen Antibiotika kommen kann, wenn sie zu häufig genommen werden; d. h. manche Bakterienstämme haben Widerstandskraft gegen bestimmte Antibiotika entwickelt. Heute kann man sich auch schon (unwissentlich) mit Antibiotika belasten, wenn man viel Fleisch ißt, das aus Mastställen stammt. Manche Ärzte neigen dazu, bei allem möglichen Kleinkram, wie Halsschmerzen etc., Antibiotika zu verschreiben. Achte darauf! In Situationen, in denen es wirklich gebraucht wird, z. B. bei einer Gehirnhautentzün-

Resistenz gegen Antibiotika

Schädigung des gesunden Bakterienmilieus

dung, wirkt es evtl. nicht mehr. – Da die chemischen Antibiotika auch gesunde notwendige Bakterienstämme, die sich im Körper befinden (Darm, Mundhöhle, Vagina), gleich mit abtöten oder zumindestens schwächen, ist es wichtig, zu deren Wiederansiedlung und Stärkung etwas zu unternehmen: Sauermilchprodukte (Kefir, Joghurt, Quark) oder verdünnte Milchsäuretinktur wirken hier besonders vorteilhaft. Ein gesundes Bakterienmilieu ist wichtig für unsere allgemeine Gesundheit. Es ist wesentlich am Abwehrkampf mit Krankheitserregern beteiligt. Wenn es schwach ist, haben Krankheitskeime einen guten Nährboden (Teufelskreis). Auf jeden Fall muß

Nachbehandlung

nach der Einnahme von Antibiotika eine Nachbehandlung der durch sie verursachten Schädigungen folgen. Neben Milchsäurebakterien sind hierfür Blütenpollen, Kelp und Knoblauch heilsam. Auch sind Allergien nach der Antibiotika-Einnahme möglich, vor allem bei gespritzten Medikamenten. Bei Einnahme von Sulfonamiden ist Rutin (Vitamin P) und Vitamin C gegen die Belastung des Medikaments hilfreich.

Zur Reinigung des Systems von Antibiotika: das homöopathische Mittel Sulphur C30 für 3 Tage 1× täglich oder einen Tag 3× täglich 4 oder 5 Tropfen.

Des weiteren muß man wissen, daß Antibiotika keine Heilmittel im eigentlichen Sinne sind, denn sie wirken nur vernichtend auf die Erreger der Krankheit, aber nicht heilend auf die bereits geschädigten Organe. Es hat also diesbezüglich eine *Neben- und Nachbehandlung* stattzufinden, um wirklich wieder gesund zu werden. In vielen schweren Krankheitsfällen muß gerade darauf sehr geachtet werden! Siehe dazu unter den jeweiligen Krankheitsbildern.

Verordnete Dosis einnehmen

Bei Antibiotika ist außerdem zu beachten, daß wenn sie genommen werden, die volle verordnete Dosis eingenommen werden muß, um sicherzustellen, daß der Erreger restlos beseitigt wird. Verbliebene Reste, die dann später wiederholt behandelt werden müssen, könnten resistent geworden sein. Hier wäre es falsch, zu meinen, ›weniger tut einem besser‹, weil man dann später noch viel mehr nehmen müßte. Wenn schon, denn schon!

Zusammengefaßt, was bei der Einnahme von Antibiotika zu beachten ist

A. sind unwirksam bei nichtansteckenden Krankheiten und bei Viruserregern; wirken allgemein nur gegen bakterielle Infektionen. Häufige Einnahme macht resistent.

Wenn schon, denn schon: volle verordnete Dosis einnehmen. Evtl. verbliebene Erregerreste werden sonst resistent, und es müßte wiederholt ein anderes Präparat in voller Dosis eingenommen werden.

A. wirken nur auf die Vernichtung des Erregers, aber nicht heilend auf die bereits geschädigten Organe! Dafür sind Zusatzbehandlungen notwendig!

A. haben Nebenwirkungen: unterdrücken die körpereigene Abwehrkraft; töten oder schwächen gesunde Bakterienstämme; es entsteht zumindest eine Störung im gesunden Bakterienmilieu in Darm, Mundhöhle und Vagina. Pilzinfektionen sind als Folge möglich.

Vitamin B_3 (in Sojabohnen, Hefe) und C wird verbraucht. Allergien (Hautausschläge) u. a. ist möglich, vor allem nach Injektionen.

Natürliche Antibiotika

Grundsätzlich ist es immer günstiger, wenn der körpereigene Abwehrmechanismus nicht unterdrückt werden muß, sondern daß er an der Bekämpfung von Fremdstoffen und Krankheitskeimen beteiligt bleibt. Bei dieser Aufgabe soll er unterstützt, aber nicht ausgeschaltet werden. – Natürliche Mittel, wie vor allem *Echinacea und Propolis* wirken auf zweierlei Weise mit dem Organismus: einerseits stärken sie die körpereigene Abwehr, andererseits vernichten oder schwächen sie die Erreger direkt durch ihre antibakteriellen Eigenschaften (diese Mittel werden auch bei Viren und nichtansteckenden Krankheiten wirksam).

Diese Kombination schafft keine körperfremde Situation, also auch keine zusätzliche Belastung. — Die hochwirksamen antibakteriellen Eigenschaften der o. g. Mittel können in vielen Fällen ausreichend sein. Darum sollten sie bei jeder Infektion zuerst zum Einsatz kommen. Im akuten Krankheitsstadium jede Stunde oder öfter 20 – 30 Tropfen einnehmen; die Mittel abwechseln. Falls jedoch keine Besserung oder nicht zumindest ein Stillstand der Infektion erreicht werden kann, muß die Einnahme von Antibiotika erwogen werden; möglichst unter ärztlicher Aufsicht!

Akutes Krankheitsstadium

Leider ist zu wenig über die spezifischen Wirkungsweisen (d. h. auf welche Bakterienstämme sie im einzelnen hemmend oder abtötend wirken) dieser natürlichen antibiotischen Mittel bekannt, um ihre Anwendung immer empfehlen zu können. Es gibt so gut wie keine eindeutigen wissenschaftlichen Belege darüber; allerdings haben sie sich in der Praxis oft bewährt, gerade bei unseren einheimischen Infektionskrankheiten. Hier kommt zumindest die körpereigene Abwehr zum Tragen, während bei z. B. penicillinresistenten Bakterienstämmen beides wegfällt. Patentrezepte gibt es nicht, und es muß in der jeweiligen individuellen Situation abgewogen werden, was zu tun ist. Unabhängig davon ist es allerdings ratsam, in Notsituationen auf jeden Fall alles Vorhandene zur Bekämpfung von Krankheitskeimen und zur Stärkung der Konstitution heranzuziehen. Hierzu sei noch erwähnt, daß *Knoblauch, Zwiebeln, Vitamin C und P (Rutin), Blütenpollen* auch gewisse antibakterielle und stärkende Wirkung auf den Organismus besitzen. Wissenschaftlich nachgewiesen wurde die antibakterielle Wirkung der Senföle, die in Garten-, Kapuzinerkresse und im Meerrettich enthalten sind, bei Infektionen der Nieren und Harnwege. Dazu müssen täglich ca. 20 g davon roh in Salaten oder als Brotbelag über mehrere Wochen gegessen werden.

Körpereigene Abwehr

Senföle

Gängige chemische Antibiotika-Gruppen

Im folgenden eine kleine Übersicht der am häufigsten verwendeten Antibiotika-Gruppen. Diese Bezeichnungen sind international, lediglich die Marken-Namen variieren von Land zu Land. Um festzustellen, um welche Gruppe es sich handelt, muß im Kleingedruckten nachgesehen werden.

Penicillin

ist die älteste und bekannteste Gruppe. Es bewährt sich immer noch recht gut bei vielen bakteriellen Infektionen, sofern die Mikroben nicht resistent sind. Schmal- und Breitspektrum-Penicilline decken einen unterschiedlich großen Wirkungsbereich ab.

P. ist eines der am besten verträglichen Antibiotika; vor allem in Tablettenform (Bezeichnung mit V). Selten kommt es nach Injektionen (Bezeichnung mit G) zu allergischen Reaktionen. Möglich ist eine Schock-Reaktion, die mit plötzlichem Bleichwerden und Atembeschwerden beginnt. In so einem Fall muß Adrenalin gespritzt werden. Menschen, die gegen P. allergisch sind, sollen es nicht wieder einnehmen oder injiziert bekommen!

Penicillin-Allergie

P. wird injiziert bei bestimmten schweren Infektionen, wie Gehirnhautentzündung (Meningitis), Blutvergiftung (Sepsis), Tetanus, schwerer Lungenentzündung (Pneumonia), stark entzündeten Wunden, Gangräne, entzündeten Knochen, Gonorrhöe, Syphilis. Die Wirkung von P. ist besser, wenn es auf leeren Magen (1 Stunde vor dem Essen) eingenommen wird.

Wenn keine Besserung innerhalb von 2 bis 3 Tagen eintritt, muß ein anderes Antibiotikum versucht werden!

Wenn Allergien gegen Penicilline bestehen oder es nicht wirkt, können *Cephalosporine* oder *Makrolide* (z. B. Erythromycin) verwendet werden. Beide gelten ebenso als relativ gut verträglich. Makrolide haben nur einen kleinen Wirkungsbereich. Mögliche Nebenwirkungen: Übelkeit, Erbrechen, Durchfall.

Cephalosporine haben ein recht breites Wirkungsfeld. Mögliche Nebenwirkungen: selten allergische Reaktionen; sie können Durchfall und Schädigungen der Nieren hervorrufen.

Tetrazykline Breitspektrumantibiotikum. Gilt als relativ gut
(Tetracycline) verträglich.
Zu beachten Nach dem 3. Schwangerschaftsmonat und bei Kindern bis zum 6. Lebensjahr sollten keine T. angewandt werden, weil sie Zahnschädigungen (durch Verfärbung der Zähne erhöhte Kariesanfälligkeit) verursachen könnten. Mögliche Nebenwirkungen: Magen-Darm-Störungen, Durchfall, Erbrechen, Leberschädigung, Lichtempfindlichkeit. 1 Stunde vor und nach der Einnahme von T. sollte keine Milch getrunken werden.

Sulfonamide Obwohl ihr Wirkungsbereich recht groß ist, ist ihr Ansehen heute nicht mehr sehr hoch. Viele Mikroben sind durch zu häufigen Gebrauch resistent geworden. Oft ist die Verträglichkeit nicht so gut. Mögliche Nebenwirkungen: Magen-Darm-Beschwerden, Übelkeit, Erbrechen, Kopfweh, Allergien; Nieren- und Blutschäden, u. a.
Achtung! Abzuraten für Schwangere, stillende Mütter und Babies! Nicht einnehmen bei großem Flüssigkeitsverlust (Brechdurchfall)! Meist sind Sulfonamide nicht nötig, da es heute besser verträgliche und wirksamere Antibiotika gibt.
Häufiger werden deshalb Kombinationspräparate aus Sulfonamiden und Trimethoprim (z. B. ›Bactrim‹) angewendet.

Chloramphenicol Breitspektrum-Antibiotikum. Wegen schwerer Nebenwirkungen (Knochenmarkschädigungen, schwerste Blutschäden) sollte die Einnahme völlig vermieden werden! Es ist nur sinnvoll, wenn alle anderen Antibiotika versagen oder bei schwerem Typhus oder Hirnhautentzündung kein anderes Mittel zur Verfügung steht (siehe dort).

Aminoglykoside   Dieses Breitspektrum-Antibiotikum sollte unbedingt nur in schwersten Krankheitsfällen und nur unter ärztlicher Überwachung im Krankenhaus angewendet werden, da es komplizierte Nebenwirkungen hervorrufen kann!

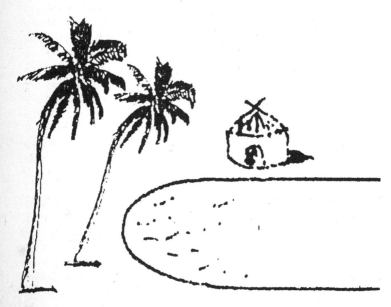

Vorbeugen ist besser als behandeln

Ein heißes tropisches Klima, andere Nahrungsverhältnisse können für manch einen zum Problem werden. Nicht jeder verträgt alles und kann sich ohne weiteres an andere Lebensverhältnisse gewöhnen. Auch wer sonst über eine robuste Konstitution verfügt, sollte besser nicht alles gedankenlos in sich hineinstopfen. Besonders in der ersten Zeit nicht, in der Körper und Psyche mit der Klimaumstellung beschäftigt sind. Wohlgemerkt: aufpassen; nicht aber sich selbst verrückt machen! Es ist wichtig, die richtige Einstellung zu fremden Ländern und deren Sitten und den dort üblichen Nahrungsmitteln zu finden. So manch einer ist auch schon deshalb krank geworden, weil er überall Parasiten und Bakterien sieht. Diese Ängstlichkeit hat allerdings auch viel mit Unwissenheit zu tun. Vielleicht kann dieses Buch da etwas weiterhelfen ...

Vorsichtsmaßnahmen

Wenn etwas fragwürdig erscheint, lieber nicht essen.

Fleisch und Fisch Achte darauf, daß die Nahrungsmittel *frisch* sind. Besonders Fleisch und Fisch verderben schnell in heißen Ländern. Nicht richtig durchgegartes Fleisch kann Bandwurmfinnen, Trichinen oder Brucella-Erreger enthalten.

Rohe Fischgerichte	auch Krabben und Krebsfleisch sowie die Wassernuß, Süßwasserschnecken u. a. Seegetier können mit Egeln, die gewisse Wurmkrankheiten hervorrufen, infiziert sein. Außerdem gibt es auch einen Fischbandwurm, den man sich auf die gleiche Weise holen kann, wenn Fisch nicht richtig durchgegart wurde.
Eiweißreiche Nahrungsprodukte	Auch andere eiweißreiche Nahrungsprodukte müssen in heißen Ländern stets frisch gegessen werden! Zubereitete Speisen verderben hier allgemein sehr schnell. Wenn sie längere Zeit herumgestanden haben oder wieder aufgewärmt wurden, sollte man besser die Finger davon lassen. Besondere Vorsicht ist auch geboten bei: Mayonnaise, Speiseeis, Pudding. Vor allem ist *Softeis* eine hervorragende Brutstätte für Typhusbakterien und Salmonellen! Nicht alles, was Einheimische essen, bekommt auch uns. Vor allem, wenn jemand noch nicht lange im Lande ist. Mit der Zeit mag man sich an manches gewöhnen. Laß dir Zeit!
Milch	Vorsicht bei *frischer* Milch und Milchprodukten, die aus ungekochter Milch hergestellt wurden. Diese könnten möglicherweise infiziert sein (Tbc, Maltafieber).
Rohes Gemüse	– ungeschält oder Blattgemüse – kann zum Krankheitsüberbringer werden (z. B. für Ruhr); denn in Asien, Afrika usw. ist es üblich, mit menschlichen Fäkalien zu düngen, und diese enthalten oft Wurmeier, Bakterien und Parasiten. Diese lassen sich durch gründliches Waschen nicht beseitigen. Eine Möglichkeit ist, sie in kochendes Wasser zu halten, bevor man sie ißt. Gemüse und Obst, das sich schälen läßt, sollte immer geschält gegessen werden.
Obst	das man nicht schälen kann, wie beispielsweise Beeren und Kirschen, sollte besser überhaupt nicht gegessen werden.
Eisgekühlte Getränke	sind ein Schock für den Magen, verstärken den Durst, statt ihn zu löschen, und können infiziert

sein. Besser sind warmer, ungesüßter Tee, Kokosmilch oder -wasser aus einer frisch geöffneten Frucht (bestimmt keimfrei!), nicht zu kalter Zitronensaft, saftige Früchte. *Alkohol* (als Spirituose) tötet keine Bakterien, wie viele glauben. Durch Alkoholgenuß schwitzt man mehr, und das allgemeine Schwächegefühl wird größer. Wenn Alkohol, dann nicht tagsüber.

Übrigens kann selbstgebrauter Alkohol, wie Palmwein und Kokosschnaps, den schädlichen Methylalkohol enthalten.

Konserven	Vorsicht bei Konserven, die bereits einen gewölbten Deckel haben oder die zischend spritzen, wenn sie geöffnet werden. Die durch Bakterien hervorgerufene Gasbildung ist oftmals der Grund für den erhöhten Innendruck in der Dose. Bestehen Zweifel, ob der Doseninhalt noch in Ordnung ist, lieber wegwerfen. Das Verfallsdatum der Dose genauestens beachten!
Barfußlaufen	könnte den Hakenwurm(krankheit – siehe dort) hervorrufen. In manchen Gegenden auch den Sandfloh.
Baden in Süßwasser	(Seen, Flüsse) kann in Afrika, Madagaskar, Südamerika, Westindische Inseln, China, Japan und ostasiatische Inseln zur Bilharzia-Erkrankung führen. Oft starke Verseuchung! Die Erreger können sich auch im Trinkwasser befinden. Siehe unter ›Bilharzia‹.
Mücken und Insektenstiche	müssen immer desinfiziert werden, weil sie Krankheiten übertragen können (Malaria, Gelbfieber u. a.). Auch alle *Wunden*, selbst kleinste Hautabschürfungen und Kratzer unbedingt desinfizieren, weil durch sie Bakterien aufgenommen werden können, wodurch sich eventuell Tropengeschwüre entwickeln könnten.
Hunde, Katzen	Vorsicht im Umgang mit fremden Hunden und Katzen und anderen Tieren. Sie könnten Hundebandwurm, Tollwut, Ungeziefer u. a. übertragen. Nach Kontakt mit fremden Tieren immer gründlich die Hände waschen.

Trinkwasser

ist vor allem in tropischen Gegenden, aber auch in den Subtropen ein Problem, weil es oft mit Bakterien und Krankheitserregern verseucht ist. Hier ist eine gewisse Vorsicht durchaus angebracht. Nach Möglichkeit sollte es immer *abgekocht* benutzt werden. Man sollte es ca. 5 Minuten sprudelnd kochen lassen. Zum Zähneputzen auch abgekochtes Wasser benutzen; u. U. geht dafür auch mal ungesüßter Tee. —

Behelfsmöglichkeit

Eine Behelfsmöglichkeit kann der Zusatz von *Chlortabletten* sein (1 Tablette auf 10 Liter, 1 Stunde vor Gebrauch einwirken lassen). Schmeckt sehr chlorig und gibt keine völlige Sicherheit, da es nur Bakterien abtötet, aber keine Viren. Unter Umständen eine Handvoll *Holzkohle* beigeben. Sie besitzt gewisse Filtereigenschaften. Es kann eine Zeit dauern, bis sie das Wasser zum Verbrauch geklärt bzw. sich gesetzt hat. Empfehlenswert wäre auch der Gebrauch von Chlortabletten und Holzkohle zusammen. Even-

Wasserfilter

tuell einen Wasserfilter — speziellen Reisefilter — mitnehmen. Wenn Wasser gelagert werden muß, ist zu bedenken, daß es sich nicht lange keimfrei hält. Wenn möglich, Wasser nicht in Plastikcontainern für längere Zeit lagern. Eventuell vorhandene Keime multiplizieren sich in der Hitze des verschlossenen Containers, weil es sich darin schnell erwärmt. Mit einem nassen Leinensack, der feucht gehalten wird, kann der Container gekühlt werden. — Am besten sind Steingefäße; Holz- oder Eisenbehälter eignen sich ebenfalls, besonders, wenn es sich um Quellwasser handelt, das nicht desinfiziert werden muß.

Reisetrinkflaschen

sollten aus Holz oder Kupfer sein. Plastik und Aluminium eignen sich nicht für die Aufbewahrung von Getränken. Aluminiumgefäße geben in kleinen Dosen Quecksilber ab. Flaschenkorken sind gute Verschlüsse; zwischendurch mal lockern und Luft dranlassen.

Die Fragen der Lagerung sind natürlich abhängig von den Wasserverhältnissen, d. h. in welcher Gegend und Situation sich der Reisende befindet. In den Tropen muß man sich wohl eher mit Plastikcontainern arrangieren.

Ob man in den Tropen zusätzlich viel trinken soll, weil man mehr schwitzt, ist individuell verschieden. Die Regel dafür ist und bleibt unser *Instinkt Durst*. Trinke nach deinem Verlangen und nicht nach deinem Verstand (Verordnung in Liter-Angaben) und nach Möglichkeit hauptsächlich Wasser. Siehe weiteres dazu unter ›Salz‹.

Ein Musterbeispiel

zur Vorbeugung. Es ist möglich, sich ausschließlich mit Naturprodukten vor Erkrankungen in den Tropen zu schützen, wenn

1. der allgemeine Gesundheitszustand weitestgehend in Ordnung ist;
2. gewisse Vorsichtsmaßnahmen bezüglich des Gebrauchs von Wasser, Nahrung etc. beachtet werden;
3. homöopathische Schutzmaßnahmen in Absprache mit einem Arzt durchgeführt werden (z. B. Malaria-Prophylaxe und impfpflichtige Krankheiten. Siehe dazu unter ›Schutzimpfungen und homöopathische Prophylaxe‹);
4. *täglich folgendes gemacht wird:*

Vor dem Frühstück: 1 Blütenpollenkapsel und 1 Kelptablette, 3× täglich *vor* den Mahlzeiten ein Leberstärkungsmittel, *nach* den Mahlzeiten 1 Papaintablette oder 5 Tropfen Okoubaka D4.

1× täglich 10–20 Tropfen Echinacea-Tinktur zur Steigerung der Abwehrkraft.

Täglich 1 Vitamin-C-Tablette.

Täglich 1 Hefetablette oder -paste, Marmite/Miso verwenden, eventuell täglich die Lebergegend mit Johanniskrautöl einreiben.

Bei dieser Aufstellung wurde davon ausgegangen, daß die Ernährungsmöglichkeiten nicht immer optimal sind. Je nachdem, wie gut man sich ernähren kann, wird das eine oder andere Mittel weggelassen. Frisches Obst und Gemüse sind immer besser als Vitamin-Pillen. Siehe dazu auch unter ›Ernährung unterwegs‹. Auf die Bedeutung der Leberstärkung wurde in der ›Reiseapotheke‹ und unter ›Leberpflege‹ ausführlich hingewiesen. Papain und Okoubaka verdauen Krankheitserreger, die in den Darm gelangen. Durch regelmäßige Einnahme wird der Darm saubergehalten und gestärkt. Blütenpollen und Kelp dienen dazu, den Organismus im Gleichgewicht zu halten und zu stärken und eine ausgewogene Mineralstoffzufuhr zu sichern. Vor allem in der ersten Zeit ist es ratsam, regelmäßig ein Mittel wie Echinacea-Tinktur zur Steigerung der körpereigenen Abwehrkräfte einzunehmen; denn in den Tropen haben wir es mit vielen Bakterien zu tun, auf deren Bekämpfung unser Organismus sich nicht ohne weiteres einstellen kann. Darum ist es gut, wenn er dabei unterstützt wird. Siehe im einzelnen auch in der ›Reiseapotheke‹.

Frisches Obst und Gemüse

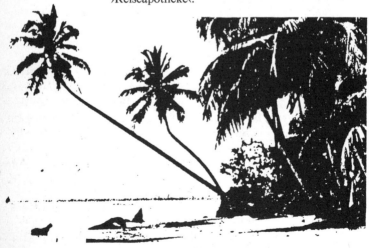

Ernährung unterwegs

In einer Reisesituation, besonders, wenn jemand mit einem Rucksack unterwegs ist, ist es oftmals schwierig, sich immer mit den Nahrungsmitteln, die unser Körper für seine Erhaltung braucht, zu versorgen. Auch die verschiedenen Vorsichtsmaßnahmen erschweren die nötige Versorgung. In der ›Reiseapotheke‹ und im ›Musterbeispiel‹ wurden bereits die ›kleinen Helfer‹ erwähnt, die mitgenommen werden sollten, um den Körper zu stärken. Darauf komme ich im nachfolgenden zurück. Es ist nützlich, die einheimischen Nahrungsprodukte und ihren Wert zu kennen. Hat man in einem heißen, tropischen Klima weniger Hunger, so muß der Körper auch hier gut versorgt sein. Hat er für längere Zeit Mangel an bestimmten Stoffen, wird er anfällig(er) für die vielen Krankheitsmöglichkeiten, die gerade in den Tropen gegeben sind.

Vital- und Mineralstoffe

Meistens wird man kaum etwas anderes als weißen, geschälten Reis (die Mineralstoffe und Vitamine sind in der Schale geblieben) und weißes Brot vorfinden. Wenn dann auch noch die entsprechenden Gemüse fehlen, um genügend Mineral- und Vitalstoffe zu erhalten, wird der Körper eher empfänglich für alle möglichen Krankheiten. Dieser Mangel zeigt sich meist nicht sofort. Mineralstoffe, Spurenelemente und Vitamine sind die

Bestandteile in unserer Nahrung, die unserem Körper helfen, gut zu arbeiten. Außerdem sind sie an der Freisetzung von Energie beteiligt. Wenn unser Organismus gut funktioniert, hat er mehr Widerstandskraft. Eine ausgewogene, gute Ernährung kann schon der halbe Schutz vor Infektionen sein. Um denaturierte Nahrung und fehlende Bestandteile in der Nahrung auszugleichen, ist es ratsam, die erwähnten kleinen Helfer dabeizuhaben: Kelp (als Pulver, Granulat oder in Tablettenform) und Hefe (Brauhefe, keine Backhefe) in Flocken oder als Extrakt. Beides sind Produkte, die gute Nahrungsergänzungen darstellen.

Kelp (Seegras) ist ein vollständiges Nahrungsmittel. Seegrasarten enthalten alle bekannten Spurenelemente und sind reich an Vitaminen. Die Eskimos decken ihren Vitaminbedarf weitgehend mit Seegras ab. An sauberen Stränden könnte Seegras auch frisch oder getrocknet gegessen werden, gemischt mit anderen Gemüsen. Es schmeckt vielleicht nicht jedem, weil es etwas zäh und hart ist. Man könnte auch selber einen Vorrat an pulverisiertem Kelp anlegen, indem die verschiedenen Sorten − fast alle sind geeignet − in der Sonne getrocknet und dann zu Pulver zerstoßen werden. Die regelmäßige Verwendung des Pulvers (ins Essen mengen) oder täglich eine Kelp-Tablette gewährleistet eine ausgewogene Mineralstoff-Versorgung. Seit in Japan der weiße Reis eingeführt wurde, worauf schwere Mangelkrankheiten gehäuft auftraten (z. B. Beri-Beri), wird dort viel Seegras gegessen. Dem Reis z. B. wird Seegras beigemischt. Ist nicht genügend frisches Obst vorhanden, sollte man täglich 1 *Vitamin-C-*(evtl. mit Rutin)Tablette (ca. 100 mg Ascorbinsäure) einnehmen; denn Vitamin C wird nicht im Körper gelagert und muß täglich neu zugeführt werden. Zu bedenken ist, daß Obst und Gemüse, welches auf dem Markt gekauft wird, oft schon mehrere Tage alt sein kann und deshalb schon viel Vitamin C verloren hat.

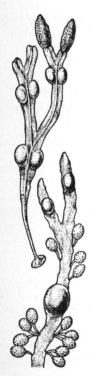

Eiweißversorgung

Wichtig ist auch in tropischen Ländern eine gute Eiweiß-Ernährung. Ein Erwachsener braucht 50 bis 70 g Eiweiß täglich. Da der Körper sowieso Schwierigkeiten hat, das tierische Eiweiß aus *Fleisch* (tote Materie) abzubauen, wird es ihn im heißen Klima noch mehr belasten. Außerdem kann es hier leicht verdorben oder, wenn nicht richtig durchgegart, mit Trichinen, Bandwurmfinnen infiziert sein.

Fisch

Auch *Fisch* verdirbt schnell in der Hitze, und man könnte sich eine deftige Vergiftung zuziehen. Also, wenn Fleisch oder Fisch, so muß es auf jeden Fall frisch sein, gut gekocht oder gebraten, nie roh!

Milch

und deren Produkte bekommt man in tropischen Gebieten nur schwer (in manchen Gegenden ist es aus klimatischen Gründen nicht möglich, Rinder zu halten). Außerdem könnten frische Milch und Produkte aus ungekochter Milch infiziert sein. Abgekochte Milch ist zwar nicht das Beste, trotzdem abkochen! Eventuell Milchpulver besorgen (vorzugsweise ohne Zuckerzusatz).

Sojabohnen

Günstig ist es, wenn der Protein-Bedarf mit *Sojabohnen* abgedeckt werden kann. Sie sind das reichste pflanzliche Protein und als solches vollständig. Daneben enthalten sie viele Vitamine (vor allem die Keimlinge, die auch Vitamin-C-reich sind), Eisen, Kupfer, Kalzium und vieles mehr, das sehr gut für den Körper ist. Sojabohnen als Einzelnahrungsprodukt ist eines der wertvollsten, wenn nicht das wertvollste Nahrungsmittel überhaupt, weil es viele wichtige Stoffe in sich vereint. Aus Sojabohnen werden Produkte wie Milch, Käse, Quark (Tofu) hergestellt, die man in Asien, wo diese Bohne zu Hause ist, bekommen kann. *Sojasauce* ist allgemein bekannt, und manch einem auch die *Miso-Paste*, die in Japan aus Soja hergestellt wird. Miso stellt eine gute Würze (auch als

Brotaufstrich) und Nahrungsergänzung dar. Ebenso sind Linsen- und Bohnenarten als gute Protein-Nahrung geeignet, kombiniert (siehe die Kombinationstabelle) z. B. mit Mais.

Avocado-Früchte sind reich an leichtverdaulichen Proteinen. Auch Eier sind gut, jedoch in Maßen. Möglichst nicht mehr als 1 Ei pro Tag; besser nur 1 bis 3 wöchentlich. Das hängt aber davon ab, wieviel andere Proteine man täglich ißt.

Hefe Hefeflocken (Bierhefe) sind eine wertvolle Nahrungsergänzung. Sie sind reich an Proteinen, enthalten aber nicht die gesamte Eiweißzusammensetzung, die wir für unser Wohlbefinden brauchen (es fehlt eine der 10 grundlegenden Aminosäuren). Deshalb kann Hefe nicht als alleinige Eiweiß-Quelle über einen längeren Zeitraum verwendet werden. Das gilt, außer für Soja, für fast alle pflanzlichen Protein-Nahrungsmittel. Eine möglichst abwechslungsreiche Ernährung ist wichtig. Vegetarier müssen aufpassen. Siehe auch Kombinationstabelle. Hefe enthält außerdem alle B-Vitamine und ist besonders reich an B_1. Letzteres wird nicht im Körper gelagert und muß täglich neu zugeführt werden. Die B-Vitamine sind wichtig in der Umwandlung von Protein in Energie. Allgemein gilt, daß Hefe in Maßen verwendet werden sollte, z. B. als regelmäßige Würze. Zuviel davon könnte ungesund sein. Maximal täglich 10 bis 15 g. Auf Reisen bietet sie sich vor allem deshalb an, weil es mitunter schwierig ist, sich mit genügend Proteinen und B-Vitaminen zu versorgen. Statt Flocken läßt sich ein Hefeextrakt mitnehmen (z. B. in der Tube). In vielen Ländern, wie in Asien und anderswo, kann man das ursprünglich aus England stammende ›Marmite‹ oder ›Vegemite‹ kaufen, eine pflanzliche Paste, die alle wichtigen B-Vitamine enthält.

Öl Die Beschaffung von einem guten *kaltgepreßten* Öl wird unterwegs schwierig sein. Wenn möglich, nehme man ein Fläschchen mit.

Optimale Eiweißversorgung (ohne Fleisch und Fisch)

	a. Milch + Milchprodukte	b. Eier	c. Brot und Getreide	d. Mais	e. Kartoffeln	f. Hülsenfrüchte	g. Nüsse
1. Milch/Milchprodukte			▨		▨	▨	▨
2. Eier					▨		▨
3. Brot und Getreide	▨					▨	
4. Mais	▨					▨	
5. Kartoffeln	▨	▨					
6. Hülsenfrüchte	▨		▨	▨			
7. Nüsse	▨	▨					

Vitamin F oder ungesättigte Fettsäuren Sie sind nur in kaltgepreßten Ölen oder ölhaltigen Pflanzen enthalten: Sonnenblumenkerne, Nüsse, Erdnüsse, Oliven, Soja enthalten ungesättigte Öle. Sie sind lebensnotwendig für uns: Als wichtige Energiequelle regulieren sie die Körperwärme, unterstützen die Darmflora und den Gewebeaufbau, sind heilsam bei Hautproblemen und bei Übergewicht. Die Vitamine A, D, E und K werden nur zusammen mit ungesättigten Fettsäuren vom Körper aufgenommen. Gesättigte Fettsäuren (heißgepreßte und erhitzte Öle), wie sie überwiegend hergestellt werden, sind krebsfördernd und darüber hinaus schädlich für Herz und Kreislauf. Wer die Möglichkeit hat, lasse Bohnen und Körner keimen (Keimlinge).

Keimlinge sind wertvolle lebendige Nahrung, sie können im Salat oder auf Brot gegessen werden. Dazu werden Sojabohnen, Weizen, Linsen, Leinsamen, Kresse, Senf, Kichererbsen, Alfalfasaat (wenn sie chemisch behandelt wurden, keimen sie meistens nicht) ca. 8–12 Stunden. in lauwarmem Wasser in einem Glas eingeweicht. Mit einem Tuch oder Sieb abdecken. Wasser abseihen, 2× täglich spülen, so daß sie leicht feucht bleiben, jedoch nicht ganz naß werden. Je nach Temperatur dauert es 3–5 Tage, bis sie eßbar gekeimt sind. Keimlinge sind praktisch, wenn man wochenlang mit einem Boot unterwegs ist, oder für einen Campingurlaub im Busch.

Vitamin-C-reich Keimlinge sind vor allem reich an Vitamin C, da es nicht durch Lagerung u. a. Prozesse verlorengeht. Dies trifft auch für die anderen Inhaltsstoffe zu, die je nach Art unterschiedlich vorhanden sind. Es handelt sich bei den Keimlingen also um eine direkte Frischpflanzennahrung, die ohne einen Garten nicht besser und einfacher zu bekommen ist.

Salz

Die Meinung, daß man in heißen Ländern zusätzlich viel Salz essen soll, weil man mehr schwitzt, ist sehr verbreitet. Das mag auch richtig sein, wenn man völlig entwertete Nahrung (typische Zivilisationskost) zu sich nimmt. In vollwertiger Nahrung sind genügend Mineralsalze enthalten, und man schwitzt auch weniger und erträgt die Hitze besser. Statt zusätzlich Salz zu essen, kann **Kelp als** Kelp-Pulver als Würze verwendet werden, oder **Salzersatz** man kann eine Kelp-Tablette nehmen. Wenn kein

Seegras vorhanden ist, so daß man überwiegend denaturierte Nahrung essen muß, ist es besser, zusätzlich etwas Salz zu verwenden (vorzugsweise Meersalz; kein raffiniertes Salz) als gar keines; denn der Mensch braucht vor allem Salz, wenn er viel schwitzt (Kreislaufstörungen möglich).

Akklimatisierung	Erhöhte Schweißabsonderung und damit verbundener hoher Salzverlust während der ersten Wochen der Umgewöhnung (Akklimatisierung) erfordern eine besondere Beachtung, verlangen aber nicht nach Salztabletten, die von vielen in den Tropen regelmäßig verwendet werden. Nach der Eingewöhnungsphase, die im Normalfall ca. 5 Wochen beträgt, geht die Salzabsonderung durch den Schweiß zurück. Ansonsten hängt es von der Art der Nahrung ab, ob zusätzliche Salzgaben benötigt werden. Menschen, die regelmäßig Salz in jedem Essen haben, brauchen nicht unbedingt ihren Salzkonsum zu erhöhen. Siehe auch unter ›Pflege der Nieren‹.
	Außerdem: viel Salz zu essen bedeutet, daß man mehr trinken muß. Jedes Gramm Salz erfordert 100 g Flüssigkeit.
Scharfe Gewürze	(Chili, Pfeffer, Curry u. a.) regen die Sekretion des Magensaftes an. Der Magensaft hat keimtötende Wirkung. Im heißen Klima wie beispielsweise in den Tropen bildet der Magen in der Regel von sich aus wenig Verdauungssäfte.
	Die Verwendung von zuviel schwarzem Pfeffer und Muskatnuß ist allerdings für Leber und Niere schädlich.
Zimt und Ingwer	Die Gewürze Zimt und Ingwer wirken wärmend, schmerzlindernd und antiseptisch.
Curry	In Asien enthalten Curry-Mischungen oftmals einen guten Anteil an Curcumapulver, welches die Verdauung fördert und günstig auf die Galle wirkt.
	Indischer Curry enthält in der Regel: Pfeffer, Koriander, Nelken, Kardamom, Curcuma, Kümmel, Cayennepfeffer.

Knoblauch (engl. garlic)

Ein Gewürz- und Heilmittel. Knoblauch erhalten wir fast überall auf der Welt frisch. In ihm stecken wertvolle Eigenschaften, die für unsere Gesunderhaltung wichtig sind.

Inhaltsstoffe
In erster Linie handelt es sich um die Inhaltsstoffe des Senföls, eines ätherischen schwefelhaltigen Öls (wodurch der bekannte typische Geruch hervorgerufen wird), pflanzliches Jod und in kleinen Mengen Kieselsäure.

Wirkungsweise
In kleinen Mengen oder verdünnt eingenommen, steigert Knoblauch die Durchblutung der Schleimhäute und regt die Drüsen an. Dies wirkt sich günstig auf den Verdauungstrakt aus; sowohl bei Verstopfung als bei Durchfall, Übelkeit und Koliken. Gleichermaßen wird die Leber- und Gallentätigkeit angeregt und normalisiert. Unerwünschte Bakterien und Parasiten sowie Fäulnisprozesse im Darm werden gehemmt oder beseitigt (antibiotische Wirkung).

Anwendungsgebiete
Knoblauch eignet sich gut gegen infektiöse Darmerkrankungen wie Ruhr, Cholera, Typhus, Paratyphus, akute chronische Dick- und Dünndarmkatarrhe, Wurmkrankheiten. Knoblauch wirkt auch im vorbeugenden Sinne auf Krankheitserreger im Magen-Darm-Bereich. Weiterhin wirkt er blutreinigend. Die erhöhte Durchblutung wirkt sich auf Herz und Nerven stärkend aus. Auf die Atmungsorgane — Bronchien und Lungen — wirkt er schleimlösend und keimtötend; von daher gilt der Knoblauchsaft als eines der besten Heilmittel bei Tuberkulose.

Erste Hilfe bei Bissen
Als Erste Hilfe bei Insekten- und Schlangenbissen (im Notfall!) kann frischer Knoblauchsaft zur Desinfektion auch auf die Bißwunde geträufelt werden. Gleichzeitig empfiehlt es sich, den Saft zu trinken.

Ähnlich gute Eigenschaften wie der Knoblauch besitzt die *Zwiebel*.

Honig

Jeder weiß, daß Honig etwas Gutes ist. Damit der Reisende sich unterwegs an ihn erinnern kann, soll im folgenden sein Wert etwas näher beschrieben werden. Man wird ihn fast überall auf der Welt bekommen.

Heilnahrung

Honig ist nicht bloß Süßstoff, er ist auch Heilnahrung. Seine Besonderheit zeigt sich schon daran, daß viele Bienen emsig arbeiten müssen, um ihn herzustellen. Dem gebührt eine gewisse Achtung, denke ich. Im Honig ist eine breite Palette an *Inhaltsstoffen* enthalten, die je nach Herkunft des Nektars (Wald- oder Blütenhonig) stark variieren können. Waldhonige enthalten z. B. mehr Eisen als Blütenhonige. Hauptsächlich besteht Honig aus natürlichen Zuckern (zu ca. 70% aus Frucht- und Traubenzucker und ca. 10% aus anderem Zucker). Aufgrund seiner Zusammensetzung mit Mineralstoffen, Vitaminen, Fermenten u. v. a. mehr ist Honig einzigartig komponiert und von der Chemie nicht nachahmbar (z. B. Kunsthonig; auch isolierter Trauben- oder Fruchtzucker ist minderwertiger als Energielieferant). Durch Erhitzung und Filterprozesse gehen die Vitamine sowie der minimale Eiweißanteil verloren. Darum sollte Honig naturbelassen − kalt geschleudert − gegessen werden. Ungefilterter Honig enthält außerdem noch Spuren von Pollen und Wachs im Gegensatz zu rein gefiltertem Honig. Im reifen Honig können keine Krankheitserreger überleben, weil er ihnen die Feuchtigkeit entzieht, die sie für ihre Existenz benötigen.

Energiespender

Honig ist in erster Linie als Energiespender und als Stärkungsmittel anzusehen. Wenn man sich schwach und überanstrengt fühlt, übermüdet ist oder nicht einschlafen kann, kann ein Teelöffel Honig in warmem Wasser helfen. Bei besonderen körperlichen Anstrengungen wie Bergsteigen, Trecking, Rudern sind mehrere Löffel Honig pro

Tag ein ausreichender und wirkungsvoller Energiespender, ohne, wie andere künstliche Glukosepräparate, schädliche Nachwirkungen zu haben. Diese Erfahrungen haben sich bereits einige Hochleistungssportler zunutze gemacht. Also, wenn ein schneller Schuß Energie benötigt wird, so esse man einen Löffel Honig. Bei nahezu jedem Schwäche- und Krankheitszustand kann Honig zur Unterstützung dienen bzw. helfen, wieder zu Kräften zu kommen. Es ist gut, um die Vielseitigkeit des Honigs zu wissen, zumal er uns fast überall zur Verfügung steht. Aufgrund seiner Zusammensetzung wirkt er auf viele Körperfunktionen günstig. Einiges Wissenswertes sei darüber genannt:

Herz
Auf das Herz wirkt Honig in ganz besonderer Weise. Es wird nicht nur direkt durch ihn gestärkt, sondern es kann auch noch Energiereserven anlegen, indem Zucker als Glykogen gespeichert wird. Der Herzschlag wird regelmäßiger, die Herzkranzgefäße sind besser durchblutet. Bei geschwächtem Herzen und Überanstrengung ist es gut, Honig zu nehmen. Vor allem sind es die hellen Blütenhonige, die auf das Herz wirken. Bei speziellen Herzerkrankungen und schweren Herzschäden ist Honig selbstverständlich nur zur Unterstützung anderer Behandlungsmaßnahmen geeignet.

Leber
Die Leber wird in ihrer Widerstandskraft (durch vermehrte Glykogenbildung) und bei ihrer Entgiftungsarbeit unterstützt. Für diese beiden Aufgaben ist Trauben- und Fruchtzucker, woraus Honig hauptsächlich besteht, notwendig. Bei Gelbsucht und allen anderen Lebererkrankungen ist Honig von Nutzen.

Darm
Der Darm profitiert vom Honig durch Unterstützung von Herz, Leber und Bauchspeicheldrüse; die Darmbewegung wird gefördert und dadurch die Verdauungsarbeit beschleunigt. Honig hilft also verdauen, und er hat eine mild abführende Wirkung. Er ist hilfreich bei Magen- und Darmentzündungen sowie bei -geschwüren.

Nieren	Die Nieren werden bei ihrer Entgiftungsarbeit unterstützt durch verbesserte Mitarbeit des Herzens und dadurch, daß Honig hilft, Gifte unschädlich zu machen. Honig sollte nicht in der Nieren-Diät fehlen.
Wasseransammlungen	Bei Wasseransammlungen (Ödemen) hilft Honig mit seiner wassertreibenden Kraft, den Körper zu entwässern.
Blutarmut	Dunkle, mineralstoffreiche Honige fördern die Hämoglobinbildung.
	Heiße Milch mit Honig bei *Husten* kennen wir alle. Honig lindert Husten, erleichtert das Atmen und fördert den Auswurf; Bronchien und Lungen werden beruhigt.
Kater	Honig in Zitronensaft hilft gegen Kater (engl. hangover).
Wundbehandlung	Honig kann auf jede Wunde gegeben werden (Schürfwunden, Geschwüre, Furunkel, Brandwunden). Er bekämpft Bakterien und fördert die Heilung; gleichzeitig bildet er einen sterilen Schutzfilm über der Wunde. Bei Verbrennungen und Verbrühungen Honig auf Verbandsmull oder auf saubere Tücher träufeln und auflegen. Er kühlt, lindert und fördert die Heilung. Gute Vernarbung.

Nähr- und Heilwert von Tropenfrüchten

In subtropischen und tropischen Ländern begegnen uns viele – bekannte und unbekannte – Früchte, die sehr wertvoll sind.

Acerola-Beere Sie wird oft als Kirsche bezeichnet (Barbadoskirsche oder Westindische). Sie ist wahrscheinlich die *Vitamin-C*-reichste Frucht der Welt. 100 g Fruchtfleisch enthalten zwischen 1000 und 4000 mg Vitamin C. Das ist sehr viel, wenn man bedenkt, daß schon eine Frucht, die auf 100 g Fruchtfleisch 60 mg Vitamin C enthält, als gute

Vitamin-C-Bedarf

Vitaminquelle gilt. Der Vitamin-C-Bedarf bemißt sich auf ca. 100 mg täglich. In der Regel benötigt heute fast jeder einiges mehr. Siehe dazu auch ›Ernährung unterwegs‹. Erstaunlich ist bei dieser Frucht, daß nach dem Kochen immer noch ein recht hoher Vitamin-C-Gehalt da ist: in 100 g Konfitüre sind immerhin noch 500 mg Vitamin C enthalten. Aus der Acerola-Beere werden hochwertige Vitamin-C-Tabletten hergestellt. − Vollreif ist die Frucht rot; sie wird aber bereits gepflückt, wenn sie noch grün oder gelb ist, weil der Vitamin-C-Gehalt dann noch höher ist. Dieser ist auch in der Erntezeit Juli−August besonders hoch. Außerdem sind in ihr die Vitamine B_1, B_2, B_3 sowie Eisen, Kalzium, Dextrose enthalten.

Ananas
(engl. pineapple)

hat ähnlich gute Eigenschaften für die *Verdauung* wie Papaya. Sie enthält das Protein-Verdauungsferment Bromelain. Die verschiedenen Sorten haben unterschiedliche Nährstoffanteile. Gute Sorten haben viel Vitamin A, C, B_1, B_2, B_3, E; Mineralstoffe: Phosphor, Kalzium, Magnesium, Eisen und Kupfer. Keine erwähnenswerte Stärke, sie verbleibt als Zucker im Stamm. Ananas hat alkalische Wirkung auf den Organismus. In Konserven sind weiterhin Vitamin A, Kalzium und Phosphor enthalten, während Vitamin C und B verschwinden. Der natürliche Zuckergehalt erhöht sich beim Konservieren. − Bei *wundem Hals* hilft es, frische Ananas zu essen oder einen ›Ananastee‹ zuzubereiten: in Scheiben geschnittene Ananas mit kochendem Wasser übergießen, und abgekühlt trinken. − Äußerlich angewendet soll sie bei *Warzen* u. a. Hautproblemen, einschl. Lepra (Aussatz), wirksam sein. − Zuviel davon kann erhöhte Magensäureproduktion bewirken.

Aprikosen

wachsen auch in unseren Breitengraden, obwohl sie ursprünglich aus China stammen. Als frische Frucht sind sie ein hervorragendes *Abführmittel*.

Der hohe Eisen- und Kupfergehalt ist *gut fürs Blut* (diese beiden Mineralstoffe sind Bestandteile der roten Blutkörperchen), was besonders bei Blutarmut eine wichtige Rolle spielt. Sie sind reich an *Vitamin A,* Fruchtzucker, Kalzium; weiterhin sind Vitamin B_1, B_2 und B_3 sowie Vitamin C enthalten und Kieselerde, die antiseptisch wirkt. In getrockneten Aprikosen sind außer Vitamin C (nur noch in Spuren vorhanden) alle anderen genannten Bestandteile wesentlich höher.

Avocado-Frucht wird eigentlich eher wie ein Gemüse verwendet. Sie hat einen hohen Nährwert und ist dabei leicht verdaulich. Reich an Eiweiß, Vitamin A und dem B-Komplex, E, C, ungesättigten Fettsäuren (Öl), Eisen, Kalzium, Phosphor; sehr wenig Kohlehydrate. Bei *chronischer Verstopfung* sollte sie mit in die Diät einbezogen werden. Sie ist eine ausgezeichnete Gewebebildnerin. In China wird der Saft bei Magen-Darm-Koliken verwendet; in Japan zur Behandlung von Darmgeschwüren.

Bananen In tropischen Ländern ist die Banane ein wichtiger Nährstofflieferant (*Kohlehydrate*), wobei dieser hauptsächlich aus Frucht- und Traubenzucker besteht. Die Banane enthält etwas Eiweiß, Vitamin E, A, B_1, C. Mit ihrem Basenüberschuß wirkt sie jeder Versäuerung entgegen. Gute Verträglichkeit. Zur Schonkost bei Leber- und Magen-Darm-Erkrankungen, einschließlich Durchfall, geeignet. Bananen enthalten Fermente, die bei einer *Stuhluntersuchung* das Ergebnis verfälschen könnten. Darum 3 Tage vorher keine Bananen essen.

Brotfrucht Sie übernimmt in tropischen Ländern durch ihren hohen Stärkegehalt oftmals die Funktion von Getreide und Kartoffeln, wobei sie einen höheren Nährwert als letztere besitzt. Reich an B-Vitaminen, etwas A und C. Sie wird gekocht, geröstet und gebraten.

Datteln

Hoher Nährwert (Kohlehydrate), 60 Prozent Trauben- und Fruchtzucker, reich an Nikotinsäure, Eisen, Kalium und Kalzium. Enthält Protein, etwas Fett, Phosphor, Kalk, Vitamin A, B_1, B_2, Spuren von Magnesium, Schwefel, Kupfer. Datteln sind wegen ihrer *stärkenden Eigenschaften* sehr wertvoll. Sie sind appetitanregend, geben Energie und sind dabei leicht verdaulich. Der hohe Nikotinsäuregehalt dieser Früchte gilt als gutes Heilmittel bei Hautproblemen, Magen-Darm-Störungen, nervösen Kopfschmerzen und bei Schlaflosigkeit. Die jungen, zarten Blätter können auch als Salat gegessen werden.

Durian-Frucht

Dies ist eine typische Tropenfrucht, die es kaum bei uns zu kaufen gibt. Sie hat keinen besonders appetitanregenden Geruch (stinkt eher), schmeckt aber köstlich! Es wird gesagt, daß man nur kleine Mengen von ihr essen soll, denn sie regt die Keimdrusentätigkeit sehr stark an. Von daher ist sie auch eine gute Hilfe gegen Tropenschlaffheit. Die *Samen* schmecken gebraten ähnlich wie geröstete Kastanien. Sie sind sehr nahrhaft, enthalten Eiweiß und Stärke.

Granatapfel
(engl.
pomegranate)

Die süßen Sorten dieser Frucht gelten als gut *verdauungsfördernd.* Diejenigen Sorten, die zwischen süß und sauer liegen, helfen bei Entzündungen im Magen und bei Herzbeschwerden. Der Hauptwert des G. liegt jedoch in seiner adstringierenden (zusammenziehenden) Eigenschaft, weshalb er zur Behandlung von *Ruhr und Durchfall* verwendet wird. Diese Eigenschaft besitzen alle Teile des Granatapfelbaumes, hauptsächlich die Harzbestandteile. In der Homöopathie werden Präparate aus Granatapfel zur Behandlung von Blutvergiftung verwendet. Die Rinde der Wurzel, in Wasser gekocht, ist ein uraltes Mittel gegen Bandwurm. Der Saft der Frucht enthält mehr Zitronensäure als der von Aprikosen und Pfirsichen.

Grapefruit oder Pampelmuse Sie hat eine *alkalische Wirkung* auf den Organismus. Reich an Vitamin C; etwas A, B_1 und P; Kalium, Phosphor, wenig Eisen. Das enthaltene Alkaloid Hesperidin ist einzigartig in der Grapefruit. Vitamin P hält die Arterien elastisch und vermindert die Gefahr von Bluthochdruck. Es ist auch *Chinin* enthalten, nützlich zum Schutz und bei der Behandlung von Malaria. Grapefruit ist magenstärkend und belebend. Die Bitterstoffe sind gut für Leber und Galle; wirkt leicht abführend. In den Tropen ißt man sie oft mit etwas Salz anstelle von Zucker.

Guave hat einen hohen Vitamin-C-Gehalt (auf 100 g Fruchtfleisch ca. 70 mg); Fruchtzucker, Eisen, Protein, Fett, Kalzium, Phosphor, etwas Vitamin A, B_1, B_2.

Feigen
(engl. figs) Neben anderen Mineralstoffen und Vitaminen sowie einem hohen Zuckergehalt besitzt die getrocknete Feige einen bemerkenswerten Anteil an *Vitamin B_1 (Aneurin), Kalzium* und *Phosphor.*
Die enthaltene Fruchtsäure und die Zellfasern regen den Gallensaft an. Bei schlechter Verdauung und Verstopfung hilft: täglich morgens auf nüchternen Magen, oder abends, eingeweichte Feigen mit Wasser (ca. 1 Tag einweichen) zu sich nehmen. Eine solche Feigenkur ist auch bei Gallen- und Lebererkrankungen dienlich. Zur Schleimlösung bei Husten: kleingehackte Feigen in Kräutertee oder in heiße Milch geben.

Kokosnuß *Die grüne, unreife Frucht:* Der Saft eignet sich nicht nur gut zum *Durstlöschen*, er hat auch noch einen reinigenden Effekt; ist reich an Enzymen (Fermenten) und Mineralstoffen. Das Fruchtfleisch ist protein- und fettreich und enthält Kohlehydrate, die den Körper nicht belasten.
Die junge Kokosnuß, bevor sie das harte Fruchtfleisch bildet, wird oft medizinisch von Einheimi-

schen benutzt: zur Verdauungsförderung, Wurmbeseitigung, bei Funktionsstörungen der Nieren. Der hohe Gehalt an Magnesium in der Kokosnuß wird als Hauptgrund für ihre Heilkraft angenommen. Magnesium steigert u. a. die Abwehrkraft des Bluts gegen Krankheitserreger.

Mango

In der reifen Frucht ist der Vitamin-A-Anteil höher; in der unreifen Frucht befindet sich mehr Vitamin C. Das Vitamin C soll bei dieser Frucht erhalten bleiben, wenn sie eingefroren oder eingemacht wird. Mango-Produkte werden aus der grünen Frucht hergestellt. Zuviel davon ist nicht gut für die *Leber*. In Maßen gegessen, ist die Frucht sehr gesund. Die ersten 2 Stunden nach dem Verzehr weder Milch noch Alkohol trinken – sonst bekommt man Magenschmerzen. Der Kern hat einen hohen Nährwert (Kohlehydrate, Fett, Kalium). In manchen Gegenden Indiens wird er getrocknet zu Mehl verarbeitet. Hier werden auch der Saft der grünen Frucht bei Sonnenstich und der grüne Kern gegen Würmer verwendet.

Papaya
(engl. Paw Paw)

Die Papaya-Frucht ist von besonderer Bedeutung für den Reisenden. In erster Linie wegen des *Papain*-Gehalts. Dieser befindet sich hauptsächlich in der unreifen Frucht im Milchsaft, in den Blättern und in den Kernen der reifen Frucht. Dieser Stoff ist außerordentlich wirkungsvoll bei der Beseitigung von *Darmparasiten* aller Art, selbst Bandwürmer kann er unschädlich machen. Papain kann sowohl vorbeugend regelmäßig nach dem Essen als auch zur Behandlung akuter Erkrankungen *vor* dem Essen eingenommen werden.
– Außerdem hilft Papain sehr gut, Fett und Eiweiß zu verdauen, weil es günstig auf die Bauchspeicheldrüse wirkt. Dies ist gerade auch für Zuckerkranke von Bedeutung. Das Papain gilt als wertvolles Heilmittel bei Krankheiten, bei denen sich Leber und Milz vergrößert haben.

Auf Reisen ist es gut, *Papain-Tabletten* dabeizuhaben für den Fall, daß keine Früchte zu bekommen sind. Ansonsten können mit der Frucht jeweils einige Kerne gegessen werden. Zudem wachsen Papayabäume gerade dort, wo einem Darmparasiten gefährlich werden könnten.

Mixtur zur Beseitigung von Darmparasiten

Falls möglich, kann man sich folgende Mixtur zur Darmparasitenbeseitigung herstellen: den Milchsaft aus der unreifen Frucht mit zerstoßenen Kernen der reifen Frucht und Honig vermengen. Die *reife Frucht* hat einen gewissen Protein-Gehalt, Traubenzucker, Kalzium, Vitamin A, C, B_1, B_2 und B_3. Sie ist magenstärkend, appetitanregend, antiskorbutisch, verdauungsfördernd, gallefördernd. Insgesamt darmregulierend, gleichermaßen bei chronischer Verstopfung und chronischem Durchfall. In der Hitze ist sie ein guter Nahrungsbestandteil und hat den Vorzug, daß man die Kerne gleich mit zur Verfügung hat.

Übrigens können Papayas nur organisch wachsen; auf Kunstdünger reagieren sie abweisend.

Pfirsich
(engl. peach)

hat eine stark reinigende Wirkung auf den Organismus, vor allem, wenn er täglich gegessen wird. Hoher Gehalt an Vitamin A, C, B sowie Mineralstoffen (Phosphor, Kalzium, Schwefel, Chlor, kl. Mengen Eisen, Kupfer, Mangan). Trotz seiner Fruchtsäure hat er alkalische Wirkung auf den Organismus. Um den vollen Nährwert eines Pfirsichs zu erhalten, sollte man ihn mit der Schale essen. Spritzgifte und Bakterien halten sich aber gerade in den feinen Härchen, weshalb wir die Haut leider meistens abpellen müssen. Pfirsiche sind leicht verdaulich und regen den Appetit an. Manche Menschen reagieren mit Hautausschlag. Meist ist das nur ein Zeichen dafür, daß der Körper gereinigt wird. Es besteht kein Grund, sie nicht weiter zu essen, im Gegenteil. Bei getrockneten Pfirsichen ist der Mineral- und Vitamin-Gehalt (bis auf C) höher als in der frischen Frucht.

Aus Baumrinde, Blättern und dem Öl der Kerne werden Heilmittel hergestellt. Kerne in kleinen Mengen gegessen sind magenstärkend.

Orangen/ Apfelsinen

Sie sind reich an Vitaminen und Mineralstoffen. Dem Apfel sind sie an diesen Inhaltsstoffen weit überlegen. Sie enthalten: Kalzium, Eisen, Phosphor, Magnesium. Neben Vitamin A, C, B_1, B_2, B_6 u. a. enthalten sie Vitamin E, was bei Früchten selten der Fall ist. Der Vitamin-B_6-Gehalt ist zwar nicht außerordentlich hoch, vermag aber die sogenannte Reisekrankheit günstig zu beeinflussen. Von Bedeutung ist auch der Vitamin-P-Gehalt (Rutin) in der Schale. Wenn diese nicht gespritzt wurde, ist es gut, sie öfter mal mitzuessen.

Sesam

Der Samen und das kaltgepreßte Öl daraus enthalten viele Vital- und Mineralstoffe und natürlich ungesättigte Fettsäuren; ebenso einen guten Anteil an Eiweiß. Tahin (Sesammus) erhält man in arabischen Ländern.
Sesam ist nicht nur ein wertvolles Nahrungsmittel, sondern auch ein gutes Heilmittel: bei Leber- und Gallenleiden, bei Erschöpfungszuständen; das Öl kann zur Wundbehandlung (blutstillend) genutzt werden. Auch der *Erdnuß* werden bemerkenswerte blutstillende Eigenschaften nachgesagt.

Yucca oder Maniokwurzel

Sie sind sehr basenreich und viel reicher an Nähr- und Mineralstoffen als die Kartoffel.

Zitronelle oder Limone
(engl. lime)

Sie enthält mehr Säure und Zucker als andere Zitrusfrüchte. Es gibt viele Arten, 2 Hauptsorten: süße und saure. Die saure ist wertvoller und deshalb auch weiter verbreitet. Die reichlich enthaltene Zitronensäure wirkt alkalisch. Zusammen mit Mineralsalz als Saft getrunken, hilft die Limone der *Verdauung* von Fett und Alkohol durch Neutralisierung übermäßiger Gallenproduktion. Wertvoll bei Magengeschwüren; nervenberuhigend.

Der Baum der Reisenden

Dieser Baum ist den Bananen verwandt und in Madagaskar beheimatet. Der lateinische Name ist *Ravenala madagascariensis*. Er wird Baum der Reisenden genannt, weil er aus seinen Blattachsen reichlich Flüssigkeit spenden kann.

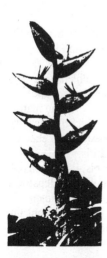
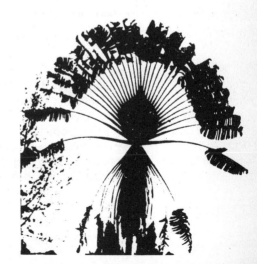

Die Leber

Spezielle Behandlung und Pflege

Die Leber wird nicht nur bei jeder Krankheit stark beansprucht, sondern sie ist permanent hohen Anforderungen ausgesetzt. Jegliche Nahrung, die wir zu uns nehmen, geht durch sie, das Hauptorgan des gesamten Stoffwechsels, hindurch. Die heutige Nahrung, die vor allem sehr eiweiß- und fettreich ist, die verschiedenartige Spritz- und Konservierungsgifte enthält, und der übermäßige Gebrauch von Genußgiften (Nikotin, Koffein und Alkohol) setzen die Leber ständig erhöhten Belastungen aus. Außerdem hat sie bei jeglicher Art von Erkrankungen mitzukämpfen, sei es nun eine Erkältung oder eine Gelbsucht, wobei sie bei letzterer direkt angegriffen wird.

Hauptorgan des gesamten Stoffwechsels

Gründe genug, von Zeit zu Zeit an die Leber zu denken und ihr etwas zur Stärkung und Reinigung zu geben.

Heutzutage ist es durchaus empfehlenswert, einmal im Jahr einen Monat lang ein Leberstärkungsmittel zu sich zu nehmen. Vor allem, wenn man in heiße Klimazonen fährt, ist es wichtig, daß die Leber gut funktioniert. Eine gestärkte Leber erkrankt nicht so schnell an Hepatitis.

Leberstärkung

Es wäre deshalb gut, bereits 2 bis 4 Wochen vor Abreise ein Leberstärkungsmittel (wie Hepatodoron, Mariendistel-Tinktur o. a.) zu nehmen. Es empfiehlt sich, dieses Stärkungsmittel sowohl unterwegs wie auch nach Abschluß der Reise einzunehmen.

Mariendistel-Tinktur	(*Silybum marianum*) wirkt auf Leber und Galle günstig. Sie ist ein gutes Heilmittel bei Hepatitis und anderen Lebererkrankungen. Selbst in einem schweren Krankheitsstadium kann sie noch hilfreich sein. Vor allem der Samen dieser Pflanze wirkt auf die Leber. Auch als Tee oder Extrakt erhältlich.
Weiterhin ist für die Leber folgendes gut	Hepatodoron (Weleda) Chelidonium dil D3 (Schöllkraut) Artischockenblätter und -wurzel Kelp (Seegras) – hat einen reinigenden Effekt auf sie; hilft bei der Giftausscheidung Vitamin B_{12} (in Alfalfa, Kelp) Johanniskrautöl: die Stelle, wo die Leber sitzt, damit einreiben Bitterstoffe von ungiftigen Pflanzen, wie Löwenzahn, Chicorée, Endivie Vitamin A (Möhren) Vitamin F (ungesättigte Fettsäuren/kaltgepreßtes Öl) Honig
	Näheres siehe in der ›Reiseapotheke‹ und im nachfolgenden Text.
Zur Behandlung von Lebererkrankungen	Wenn die Leber erkrankt ist, kann mit chemischen Drogen nichts bewirkt werden. Man ist einzig und allein auf eine Ernährungsbehandlung zusammen mit Naturheilmitteln sowie auf äußere Anwendungen angewiesen.
Diät	*Grundregel:* Alle tierischen Fette und Fettgebackenes, Gebratenes meiden! Fisch und mageres Fleisch gedünstet oder gekocht sind erlaubt, sollten aber nicht die Haupteiweißquelle sein. Wenig gekochte Eier. Nach Möglichkeit viel Sauermilchprodukte (Quark, Joghurt) essen. Nicht gegessen werden sollten: Hülsenfrüchte, gekochter Kohl, weißer Zucker, Süßigkeiten, Weißmehlprodukte, Sahne und Sahnekäse, Zitrusfrüchte. Kein Alko-

Keine denaturierten Nahrungsmittel	hol! Überhaupt sollten möglichst alle denaturierten und mit Spritz- und Konservierungsgiften behandelten Nahrungsprodukte vermieden werden. Die Leber reagiert darauf im Krankheitsfall besonders empfindlich. Jegliche Zusatzbelastung muß nach Möglichkeit vermieden werden. Die o. g. Verbote entsprechen den strengen Regeln einer Leberdiät. Neue wissenschaftliche Erkenntnisse haben jedoch gezeigt, daß auch der Leberkranke im Rahmen seiner persönlichen Verträglichkeit sein Essen auswählen kann, d. h., nicht völlig auf alles verzichten muß. Im akuten Krankheitsstadium besteht oft kein Appetit auf Gebratenes usw., darum muß es nicht extra verboten werden. Wer sich selbst kennt und trauen kann, braucht diese Maßregelungen nicht. Normalerweise merkt jemand selbst schnell, was ihm bekommt und was nicht. Ist dem nicht so, halte man sich besser an
Täglicher Eiweißbedarf	die Verbote. Der normale tägliche Eiweißbedarf – ca. 50 g – sollte nicht überschritten werden; Fette nicht völlig weglassen: ungesättigte Fettsäuren, also kaltgepreßte Öle, Nüsse, Ölfrüchte, Tahin (Sesammus), Nußmus, sind auch in der Leberdiät wichtig. Nicht erhitzen! Sesam hat einen besonders günstigen Einfluß auf die Leberzellen. Gut ist es, viel Gemüse zu essen, vor allem rohes. In erster Linie sind bitterschmeckende Gemüse
Bitterstoffe	vorteilhaft für die Leber, weil die Bitterstoffe die Galleproduktion anregen, wodurch die Verdauungsarbeit erleichtert und die Leber entlastet wird. Außerdem haben sie einen reinigenden Effekt auf die Leber. Solche Gemüse sind vor allem: Endivie, Artischocke, Chicorée, Löwenzahn, Wildgemüse und Kräuter.

Möhren enthalten Vitamin A (Karotin). Sie haben eine heilende und stärkende Wirkung auf die Leber. Bei Leberleiden ist eine höhere Zufuhr an Vitamin A notwendig. Eine gesunde Leber bildet normalerweise auch Vitamin A. Durch Kochen wird Vitamin A aufgelöst.

Zitrusfrüchte, Mangos und Ananas weitestgehend meiden. Die Pampelmuse (Grapefruit) mit ihren Bitterstoffen ist allerdings gut für die Leber. Die Papayafrucht ist gut wegen ihrer gallenfördernden Eigenschaft. Bananen können bedenkenlos gegessen werden. Von unseren einheimischen Früchten sollten Brom-, Heidel- und schwarze Johannisbeeren mit in die Diät einbezogen werden. Diese sind

Heilnahrung für die Leber

Heilnahrung für die Leber wie auch für die Bauchspeicheldrüse und den Darm. An erster Stelle steht die Heidelbeere, die u. a. Inhaltsstoffe besitzt, die direkt auf die Leber einwirken und den Heilungsprozeß enorm fördern können. Am besten ist es, die frischen Beeren zu essen. Wenn sie aber nicht zur Verfügung stehen, ist auch der Saft heilsam, sofern er schonend und ohne Zucker hergestellt wurde. Gut wäre auch, ab und zu einen Heidelbeertag einzulegen (d. h. einen ganzen Tag lang nur frische Heidelbeeren oder Saft, sonst nichts). Gewürze: Hefeflocken, Kelp, Schnittlauch, Knoblauch, Zwiebeln, Meerrettich, Rettich, Sellerie, Majoran, Thymian, Liebstöckel, Bohnenkraut, Kresse, süßer Paprika, Zitronensaft, milde Peperoni. In kleinen Mengen und abwechselnd sind die genannten Speisen nicht belastend für die Leberfunktion. Nicht genannte Gewürze — vor allem schwarzer Pfeffer und Muskatnuß — sollten gemieden werden.

Besteht zu Beginn der Erkrankung kein Bedürfnis auf Essen, so sollte dem nachgegeben werden. Allerdings muß genügend getrunken werden.

Fasten

Bei Lebererkrankungen ist Fasten nahezu immer ratsam (jedoch nicht z. B. bei Zirrhose = Leberschrumpfung), weil die überbelastete Leber dadurch eine Ruhepause bekommt, die ihr guttut. Entsprechend den jeweiligen Umständen (Situation während des Reisens und Verträglichkeit) wären 2 bis 3 Fastentage oder eventuell auch eine ganze Fastenwoche gut.

Wenn im akuten Krankheitsstadium kein Appetit da ist, ergibt sich das meist von selbst. Allerdings muß dabei die *Darmentleerung* beachtet werden. Wird nichts mehr gegessen, wird die Nahrung nicht wie sonst − automatisch − immer wieder ausgeschieden. Es verbleiben Reste im Darm. Um dort Fäulnisprozesse, die zu einer Art Selbstvergiftung führen können, zu verhindern, müssen beim Fasten in den ersten Tagen Abführmittel (Faulbaumrinde, Glaubersalz o. ä.) genommen und/oder Einläufe gemacht werden. Sonst kann es zu ständigen Kopfschmerzen während des Fastens kommen. Die Fastentage lassen sich unterschiedlich gestalten. Entweder trinkt man nur frischgepreßte Säfte − am besten sind hierfür Möhren- oder Heidelbeersaft stark verdünnt mit Wasser, der konzentrierte Saft ist zu sauer. Keine Mango-, Ananas-, Zitrussäfte. Wenn man ein Molkepräparat dabeihat, kann dieses mit abgekochtem Wasser verdünnt getrunken werden. Oder Kräutertee. Andere Möglichkeiten: nur gekochter Vollkornreis, nur Joghurt, nur Papayafrüchte. Wenn eine Woche oder länger gefastet wurde, ist es wichtig, darauf zu achten, daß mit dem Essen langsam wieder begonnen wird. Und langsam steigern. Nicht sofort volle Portionen! Z. B. am ersten Tag 1 Apfel oder etwas Papaya, 1 Mohrrübe, am nächsten Tag etwas gekochten Reis dazu usw. Gut kauen! Gut ist es, während des Heilungsprozesses jede Woche einen Fastentag einzuschalten. Was hier grob zum Fasten genannt wurde, gilt auch für eine allgemeine Fastenkur. Von Zeit zu Zeit − einmal im Jahr − trägt eine Fastenkur zur Entschlackung und Entgiftung des Körpers bei. Unterstützt wird dieser Prozeß durch Säfte und Blutreinigungstees. Gleichermaßen gut ist eine Weintraubenkur.

In manchen Krankheitsfällen, wie z. B. bei Maltafieber, soll auf keinen Fall gefastet werden! Besteht Unsicherheit über die Verträglichkeit des

---

Fäulnisprozesse im Darm

Frischgepreßte Säfte

Allgemeine Fastenkur

Fastens, ist es besser, einen guten Arzt oder Heilpraktiker zu befragen (z. B. bei einem chronischen Leiden). In schweren Krankheitsfällen sollte diesbezüglich immer ein Arzt oder Heilpraktiker befragt werden!

Bettruhe

Die im akuten Krankheitsstadium (z. B. bei Hepatitis) notwendige Schonung des Körpers (durch Bettruhe) entspricht in der Regel dem Bedürfnis des Erkrankten. Mit zunehmender Besserung – entsprechend dem Krankheitsgefühl des Betroffenen – ist eine langsame Entwöhnung vom Bett angesagt. Allerdings sollte noch längere Zeit körperliche Anstrengung vermieden und stets ein Mittagsschläfchen gehalten werden.

Solange Bettruhe – streng oder locker – eingehalten wird, sollten möglichst Nahrungsmittel, die zu Blähungen führen könnten (Hülsenfrüchte, gekochter Kohl etc.) vermieden werden. Das gilt auch für andere Krankheitszustände.

Zur äußerlichen Behandlung

Die Lebergegend heiß duschen, heiße Sitz- oder Vollbäder, feuchtheiße Wickel auf die Lebergegend (evtl. mit Lehm oder Kräutern), zerquetschte Kohl- oder Echinaceablätter auflegen, mit Johanniskrautöl einreiben. Sonnenbaden. Nichts übertreiben und Verträglichkeit beachten.

Wie bereits erwähnt, gibt es von seiten der chem. Pharmaka keine wirkungsvollen Heilmittel (schnellwirkende Wunderdrogen o. ä.).

Hier helfen in erster Linie die Einhaltung der Diät und unterstützende Heilnahrung sowie Naturheilprodukte. Eingangs wurden bereits einige Mittel, die die Leber unterstützen, genannt.

Im Krankheitsfalle sollten diese verstärkt angewendet werden.

Nützliche Pflanzen

Nachfolgend noch eine Auflistung von Pflanzen, die bei allgemeinen Leberleiden nützlich sind: Artischocke, Brennessel, Brunnenkresse, Borretsch, Chicorée, Endivie, Ehrenpreis, Enzian, Faulbaum, Mariendistel, Fenchel, Gundelrebe, Gänseblümchen, Hafer, Johanniskraut, Kamille, Leberblümchen, Löwenzahn, Majoran, Möhre, Pfefferminze, Quecke, Rettich, Rosmarin, Safran, Schafgarbe, Schöllkraut, Spargel, Tausendgüldenkraut, Wacholder, Weizen, Wermut, Gerste.

Andere Verdauungsorgane
Was hier über die Leber gesagt wurde, gilt weitgehend auch für die anderen Verdauungsorgane: Magen, Darm, Bauchspeicheldrüse, Galle. Sie stellen in ihrer Funktion eine Einheit dar. Störungen in diesen Organen äußern sich erst spät mit Beschwerden; vor allem bleiben sie bei Leber und Bauchspeicheldrüse lange unbemerkt, können aber für Magenbeschwerden die Ursache sein.

Von ärztlicher Seite werden oft *Gammaglobulin*-Spritzen gegen Hepatitis empfohlen. Diese sollen die Anfälligkeit der Leber herabsetzen. Jedoch ist der Schutz, den sie bieten, nicht allzu groß, z. T. kann der Körper durch diese Schein-Impfung auch geschwächt werden. Mögliche Nebenwirkungen: Allergien.

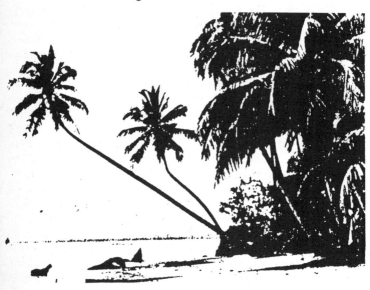

Die Nieren

Spezielle Behandlung und Pflege

Die Nieren sind ein weiteres wichtiges Filter- und Entgiftungsorgan. Auch wenn sie die letzte Station im Reinigungsmechanismus unseres Körpers darstellen, sind sie der großen Aufgabe ausgesetzt, das Blut von unerwünschten Stoffen zu befreien. Das sind vor allem die Ausscheidungsgifte (auch Stoffwechselprodukte genannt) von Bakterien (von eitrigen Wunden, Infektionskrankheiten etc.), mit denen sie zu kämpfen haben. Sie regeln Wasser- und Salzhaushalt des Körpers. Da sie nur gelöste Stoffe absondern können, ist Wasser als Lösungsmittel unentbehrlich für sie. Je mehr Kochsalz gegessen wird, je mehr Wasser benötigen sie, da Salz sonst Wasser im Gewebe bindet. Jedes Gramm Salz erfordert 100 g Lösungsmittel (Flüssigkeit). Um Erkrankungen der Nieren und Harnwege zu vermeiden und um insgesamt Krankheiten vorzubeugen, ist es gut, die Nierentätigkeit anzuregen. Dadurch werden die Nieren zur erhöhten Ausscheidung von Stoffwechselschlacken, Bakterien, Giftstoffen usw. veranlaßt. Hierfür eignen sich: fertige Blasen-Nieren-Tees, Hagebutte, Zinnkraut und Kräutertees, regelmäßig etwas frische Petersilie, Heilquellwasser, Goldrutentee oder -tropfen (Solidago). Solidago-Tropfen sollten in der Reiseapotheke nicht fehlen. Übermäßig eiweißreiche Kost bekommt auch den Nieren nicht. Vor allem reagieren sie empfindlich auf ständigen übertriebenen *Kochsalz*gebrauch. Das

Ausscheidungsgifte

Nierentätigkeit anregen

optimale tägliche Quantum beträgt etwa 2 g unraffiniertes Salz. Bei der heute allgemein üblichen Kost werden durchschnittlich ca. 10 bis 20 g zugeführt. Viele ›versteckte‹ Salzgaben befinden sich in allen möglichen Nahrungsmitteln. Man achte einmal auf die Produkte, die man so kauft (siehe auch unter ›Salz‹). Zuviel Salz belastet die Nieren, besonders wenn die Harnorgane erkrankt sind. Viel Kochsalz und Proteinnahrung können außerdem die Steinbildung fördern.
Vermeide *Verstopfung*. Aufsteigende Bakterien könnten Nierenbeckenentzündung verursachen.

Im Krankheitsfalle: Diät

Kochsalzlos und frei von scharfen Gewürzen (Chili meiden!). Zumindest salzarm. Am wichtigsten ist, daß das Salz fehlt, ansonsten so schmackhaft wie möglich (verträglich) essen. Eiweiß bis auf die Hälfte reduzieren. Nicht mehr trinken, als der Durst verlangt. Zusätzliches Trinken belastet die Nieren mit Mehrarbeit.

Antibiotika

Anstelle von künstlichen Antibiotika kann Garten- oder Kapuzinerkresse angewendet werden. Die Wissenschaft hat festgestellt, daß die enthaltenen Senföle antibiotische Wirkung besitzen, die einige Stunden in den Harnorganen wirksam bleiben. Um die Fähigkeit auszunutzen, muß man mehrere Wochen täglich ca. 20 g roh zu sich nehmen (z. B. auf Brot oder im Salat). Zumindest kann eine Infektion im Anfangsstadium so bekämpft werden.

Äußere Anwendungen

Feucht-heiße Kompressen. Warme bis heiße Bäder. Unterkühlung und Durchnässung (nierenfeindlich) vermeiden. Warm halten.
Für gute *Durchblutung* sorgen: Trockenbürsten, abwechselnd kalt und warm abduschen, Massage, Hautfunktionsöl.
Je nachdem, wie stark die Erkrankung auftritt, werden auch *Herz und Kreislauf* mehr oder min-

der stark in Mitleidenschaft gezogen. Es ist wichtig, für ihre Stärkung zu sorgen, z. B. mit Weißdorntropfen. Honig, Blütenpollen, Kelp sind ebenfalls herzstärkend.

Siehe auch unter ›Erkrankungen der Nieren, Blase und Harnleiter‹.

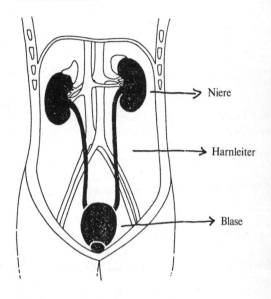

Natürliche Heilmethoden

Fußreflexzonenmassage

Das Wissen um diese Heilmethode kann gerade auf Reisen sehr nützlich sein, besonders vom ›technischen‹ Gesichtspunkt her, weil man dazu nichts mitschleppen muß: Das Werkzeug dafür sind unsere Hände. Ich empfehle allerdings ein gewisses Vorstudium über diesen Bereich. Der Umfang dieses Buches erlaubt nur eine Kurzdarstellung dieses speziellen Gebiets der Heilkunde, und das Kapitel kann deshalb nur als Gedankenstütze angesehen werden!

Fußreflexzonenmassage (FRM) ist mit etwas Gefühl und Interesse relativ leicht zu erlernen. (Die Fachleute warnen davor, daß der Laie sich darin übt ...) Das heißt nun nicht, daß mit dieser Methode unbedarft umgegangen und unüberlegt drauflosgedrückt werden kann. Dann kann sie mehr schaden als nützen. Es sind einige Grundkenntnisse über Fußreflexologie, ihre möglichen Auswirkungen sowie etwas Wissen über die Körpervorgänge erforderlich. Das weitere bringt dann die Praxis. Viel vorsichtiges Üben ist erforderlich. Vorsicht in kritischen und schweren Fällen und

Verschlimmerung nach Massage

auch, wenn nach der Massage eine Verschlimmerung festzustellen ist. Dann sofort aufhören und zum Arzt. FRM ist durchaus nicht harmlos und unwirksam. Es ist erstaunlich, was diese leichte Druckmassage bewirken kann. Fußreflexzonen sind Punkte (siehe Tabelle) an den Füßen, die in

Diagnosemittel Verbindung mit bestimmten Organen stehen, die sich sozusagen am Fuß widerspiegeln. Wenn nun eine organische Störung vorliegt (z. B. Kopfweh), so spiegelt sich dieser Schmerz als Druck auf den Kopfreflexpunkt wider. Auch als Diagnosemittel (zur Feststellung von kranken Körperteilen) kann FRM hilfreich angewendet werden. Dafür empfiehlt sich, den ganzen Fußbereich zu ›untersuchen‹ und sich die schmerzenden Stellen zu merken. Oftmals schmerzen dann dort Punkte, obwohl sonst keine Anzeichen (Symptome) an den betreffenden Organen festzustellen sind. Das kann mitunter daran liegen, daß manche erkrankten Organe selbst keine Schmerzen zeigen (Symptome), z. B. Leber, Bauchspeicheldrüse. Andererseits kann es auch vorkommen, daß sich Krankheitszeichen an ganz anderer Stelle äußern als am erkrankten Organ selbst. Z. B. hat jemand Magenschmerzen, aber die Ursache dafür liegt in einer Leberstörung, wobei diese keine Schmerzen bereitet. Bei der FRM schmerzt dann der Leber-Punkt. In der Regel läßt sich an den Reflexpunkten der Füße feststellen, ob Organstörungen vorliegen, denn sie sind sehr empfindlich. Trotzdem kann es vorkommen, daß eine Erkrankung sich an anderen Stellen des Körpers ausgeprägter widerspiegelt als am Fuß. Doch auch darauf kann hier nicht näher eingegangen werden. Es sei nur vorsichtshalber erwähnt. Außerdem kann es vorkommen, daß bestimmte Punkte häufig schmerzempfindlich sind, wie bei Frauen Eierstöcke-, Eileiter-, Gebärmutter-Punkte während der Menstruation.

Zur Technik Besser ist es, wenn man von jemandem massiert wird, weil man sich dabei besser entspannen und auf die Vorgänge konzentrieren kann. Wenn man aber keine andere Möglichkeit hat, dann kann Selbstmassage durchaus hilfreich sein. Es kommt auf den Versuch an. Ansonsten soll der ›Patient‹ sich entspannt hinlegen, er darf nicht frieren. Der

Fuß-Außenseite

5 Schläfe Trigemeniusnerv
10 Schulter
35 Knie
36 Eierstock-Leiter
   Hoden – Nebenhoden
37 Entspannung Unterleib
   (gegen Periodenschmerz)
38 Hüftgelenk
39 Lymphdrüsen (Oberkörper)
42 Gleichgewichtsorgan
43 Brust
44 Zwerchfell

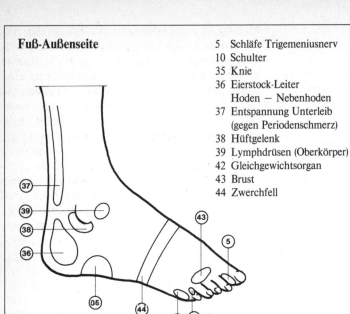

Fuß-Innenseite

6 Nase
13 Nebenschilddrüsen
24 Blase
38 Hüftgelenk
40 Lymphdrüse (Unterleib)
49 Leiste
50 Gebärmutter/Prostata
51 Penis, Vagina, Harnröhre
52 Mastdarm (Hämorrhoiden)
53 Halswirbelsäule
54 Brustwirbelsäule
55 Lendenwirbelsäule
56 Kreuz- und Steißbein

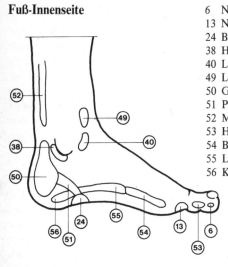

Masseur setzt sich etwas tiefer und hält mit der einen Hand den Fuß und massiert mit der anderen. Zuerst wird der ganze Fuß zur besseren Durchblutung durchmassiert, danach wird mit angewinkeltem Daumen Punkt für Punkt unter langsam robbenden Vorwärtsbewegungen mit leichtem Druck abgetastet. Die bemerkten Schmerzpunkte werden danach eingehend behandelt (ca. 2 Minuten jeweils). Bei starkem Schmerzempfinden wird um den Punkt herum massiert. Bekommt der Patient feuchte Hände oder fröstelt, wurde zu stark massiert. Aufhören. Nicht zu lange und zu häufig massieren, ca. zweimal wöchentlich 20 Minuten. Zuviel bewirkt meist Überreizung. Veränderungen im Krankheitsbild beobachten.

Überreizung vermeiden

Sedierungsgriff

Der sogenannte Sedierungsgriff (Beruhigung) wird bei Kopfweh, Koliken, Neuralgien, Zahnschmerzen mit ca. 15 Sekunden bis 2 Minuten Druck auf den betreffenden Punkt durchgeführt. Ansonsten gilt eine bedächtige, ruhige Massageweise. Den Druck jeweils nach dem Schmerzempfinden des Patienten auswählen; in wellenförmigen Vorwärtsbewegungen arbeiten.

Die Wirkungsweise der FRM liegt darin, daß dadurch die betroffenen Organe besser durchblutet werden. Entgiftung und Entschlackung wird gefördert sowie eine allgemeine Aktivierung erzielt, wenn z. B. als Einheit folgendes massiert wird:

Niere, Harnleiter, Blase
Magen, Darm, Leber, Gallenblase, Bauchspeicheldrüse (nicht zu stark drücken)
Atmungsorgane: Lunge, Bronchien, Luftröhre, Kehlkopf
Lymphsystem (Abwehrstoffe, Antikörper): Lymphsee, Lymphdrüsen von Unter- und Oberkörper, Milz, Mandeln
Nervensystem: Wirbelsäule, Zehen (Kopf, Groß- und Kleinhirn, Hirnstamm, Nebenhöhlen), Nacken, Solarplexus (Sonnengeflecht)

Linker Fuß

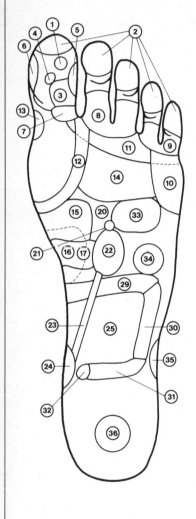

1 Kopf (Großhirn), rechte Hälfte
2 Stirnhöhlen, rechte Hälfte
3 Schläfe, Trigemeniusnerv, rechts
8 Auge, rechts
9 Ohr, rechts
10 Schulter, links
11 Trapezmuskulatur, links
21 Nebenniere, links
22 Niere, links
23 Harnleiter
30 Absteigender Dickdarm
31 Mastdarm
32 Darmausgang
33 Herz
34 Milz
35 Knie, links
36 Hoden, Eierstock, links
39 Lymphdrüsen, Oberkörper
40 Lymphdrüsen, Unterleib
41 Lymphsee, Brustlymphgang
42 Gleichgewichtsorgan
43 Brust
44 Zwerchfell
45 Mandeln
46 Unterkiefer
47 Oberkiefer
48 Kehlkopf und Luftröhre

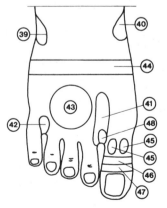

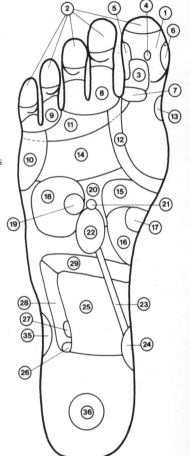

Rechter Fuß

1 Kopf (Großhirn), linke Hälfte
2 Stirnhöhlen, linke Hälfte
3 Hirnstamm, Kleinhirn
4 Hypophyse
5 Schläfenseite, links, Trigemeniusnerv
6 Nase
7 Nacken
8 Auge, links
9 Ohr, links
10 Schulter, rechts
11 Trapezmuskulatur, rechts
12 Schilddrüse
13 Nebenschilddrüse
14 Lungen und Bronchien, rechts
15 Magen
16 Zwölffingerdarm
17 Bauchspeicheldrüse
18 Leber
19 Gallenblase
20 Solarplexus
21 Nebenniere, rechts
22 Niere, rechts
23 Harnleiter
24 Blase
25 Dünndärme
26 Appendix – Blinddarm
27 Ileocoecalklappe
28 Aufsteigender Dickdarm
29 Querdarm
35 Knie rechts
36 Keimdrüse (Hoden oder Eierstock) rechts

Bei Kreislaufschwäche ist eine langsame Massage der Herz-Kreislauf-Zonen sehr hilfreich.
Bei Nervosität und Aufregung: Herz-Kreislauf, Zwerchfell, Sonnengeflecht.
Keine FRM bei hohem Fieber und schweren Erkrankungen durch Anfänger!

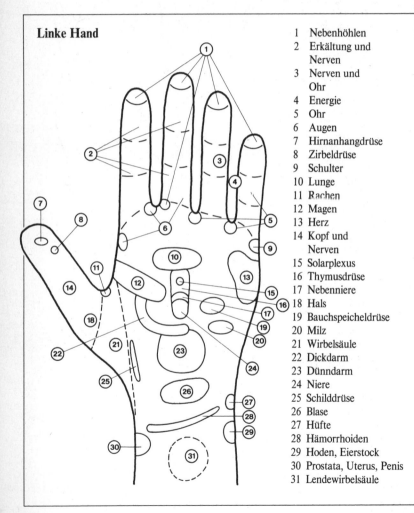

Linke Hand

1 Nebenhöhlen
2 Erkältung und Nerven
3 Nerven und Ohr
4 Energie
5 Ohr
6 Augen
7 Hirnanhangdrüse
8 Zirbeldrüse
9 Schulter
10 Lunge
11 Rachen
12 Magen
13 Herz
14 Kopf und Nerven
15 Solarplexus
16 Thymusdrüse
17 Nebenniere
18 Hals
19 Bauchspeicheldrüse
20 Milz
21 Wirbelsäule
22 Dickdarm
23 Dünndarm
24 Niere
25 Schilddrüse
26 Blase
27 Hüfte
28 Hämorrhoiden
29 Hoden, Eierstock
30 Prostata, Uterus, Penis
31 Lendewirbelsäule

Reflexzonen der Hand

Immer die Zonen an beiden Händen/Füßen massieren

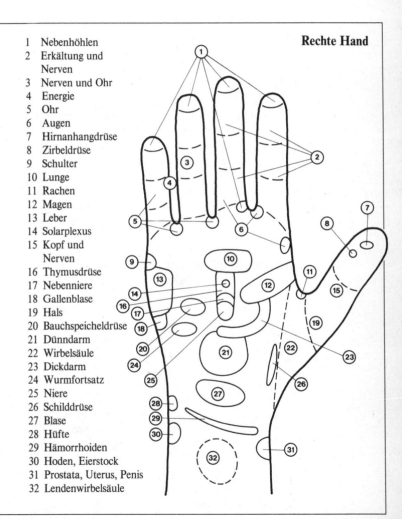

Rechte Hand

1 Nebenhöhlen
2 Erkältung und Nerven
3 Nerven und Ohr
4 Energie
5 Ohr
6 Augen
7 Hirnanhangdrüse
8 Zirbeldrüse
9 Schulter
10 Lunge
11 Rachen
12 Magen
13 Leber
14 Solarplexus
15 Kopf und Nerven
16 Thymusdrüse
17 Nebenniere
18 Gallenblase
19 Hals
20 Bauchspeicheldrüse
21 Dünndarm
22 Wirbelsäule
23 Dickdarm
24 Wurmfortsatz
25 Niere
26 Schilddrüse
27 Blase
28 Hüfte
29 Hämorrhoiden
30 Hoden, Eierstock
31 Prostata, Uterus, Penis
32 Lendenwirbelsäule

Heilwirkungen von Meer, Wüste, Sonne

Klimatische Bedingungen können auf Reisen für Heilzwecke ausgenutzt bzw. dementsprechende Gegenden aufgesucht werden.

Meerklima
Das Meerklima regt die Schild- und Keimdrüsentätigkeit an und fördert den Zellstoffwechsel. Günstig für die Atmungsorgane und bei Kreislaufstörungen. – Menschen mit Schilddrüsenüberfunktion (Basedowsche Krankheit) sollten ein Meerklima besser meiden.

Baden im Meerwasser
Salzwasser zieht Wasser aus dem Körper. Wenn jemand Pilzkrankheiten hat (Fußpilz, scherende Flechte u. a.), ist ein Meerbad zu empfehlen, weil einige Pilzarten durch das Salzwasser vernichtet oder zumindest geschwächt werden können. Bei allen Hauterkrankungen, auch eitrigen Wunden und Furunkeln, muß nicht aufs Baden im Meerwasser verzichtet werden.

Wüstengebiete
Die gleichmäßige trockene Hitze in Wüstengebieten – vor allem dort, wo es nachts nicht extrem abkühlt – ist für manche Menschen sehr heilsam. So können z. B. chronische Bronchitis, Katarrh in diesem Klima ziemlich schnell überwunden werden. Bestimmte Migräneanfälle, die vor allem bei Föhn oder in feucht-heißem Klima auftreten, Asthma, Heuschnupfenanfälle bleiben hier aus. Das Wüstenklima mag darauf auch eine anhaltend regulierende Auswirkung haben.

Sonne
Wird die Sonnenbestrahlung vernünftig ausgenutzt, kann diese auf vielerlei Weise heilsam sein. So ist die Sonne z. B. ein wesentlicher Heilfaktor bei Lungenentzündung, Tuberkulose, Bronchitis. Auch für Leber-, Nieren- und Harnwegeleiden ist die Sonnenbestrahlung gesundheitsfördernd. Die Sonneneinwirkung schützt den Menschen vor *Vitamin-D*-Mangel, neben Lebertran ist sie die einzige wirkliche Beschaffungsquelle. Dazu reicht bereits die Sonnenbestrahlung aus, die wir über Gesicht und Hände aufnehmen.

Tiere

Insekten, Ungeziefer

Kleingetier, sogenanntes Ungeziefer, kann in unterschiedlicher Weise gefährlich werden. Mücken, Fliegen, Wanzen können nicht nur eine lästige Plage sein, sondern auch gefährliche Krankheiten übertragen. In vielen Gegenden ist es vor allem nachts ratsam, sich mit einem *Insektenschutzmittel* (z. B. Zitronellenöl) einzureiben und unter einem *Moskitonetz* zu schlafen. In Asien und Afrika kann man auch die sogenannten Moskitocoils kaufen und sie während der Nacht abbrennen lassen. *Mücken* stechen vor allem in der Dämmerung und nachts. Darum ist es ratsam, sich vor dem Dunkelwerden Kleider anzuziehen, die Arme und Beine bedecken, nachdem man sich mit einem Schutzmittel eingerieben hat. Wer besonders stark von Mücken geplagt wird, ißt wahrscheinlich zuviel Zucker und Süßigkeiten. Hefe — aber nicht mehr als 15 g täglich — könnte helfen.

Moskitocoils

Chemische Spritzgifte

Überall auf der Welt wird gegen Insektenplagen mit chemischen Spritzgiften (Insektiziden, auch DDT) vorgegangen. Oft sind die Insekten resistent dagegen geworden, speichern aber einen guten Teil der Gifte. So kann es mitunter sogar bei einem Insektenstich zu einer Blutvergiftung kommen. In den Tropen sollte jeder Insektenstich desinfiziert werden (z. B. mit 15prozentiger Milchsäure); zeigt sich ein roter Hof um die Stichstelle,

sollte man Echinacea darauftun und zugleich einnehmen. Siehe auch unter ›Wundbehandlung‹.
Mücken können Malaria, Filariosis, Gelbfieber übertragen.

Läuse

Nissen (Eier der Kopflaus) in den Haaren: Die Haare eine halbe Stunde in heißem Essigwasser einweichen und sorgfältig ausbürsten. Bei Kleiderläusen ist kompletter Kleiderwechsel nötig. Zudem eine gründliche Körperreinigung, und die Kleider müssen ausgekocht werden. Die Kleiderläuse können Fleckfieber und Rückfallfieber übertragen.

Wanzen

Bettwanzen können sich nicht nur in Matratzen und Bettgestellen befinden, sondern auch in Sitzgelegenheiten. An Oberschenkeln und Po kann man dann plötzlich einen stark juckenden Ausschlag bemerken. Sich mit Milchsäure einzureiben, lindert das Jucken und desinfiziert. Ansonsten sind Wanzenbisse nicht gefährlich. Nach einiger Zeit kommt es sogar zu einer Art Immunisierung, d. h., der Juckreiz und die Reaktion der Haut nehmen ab oder verschwinden ganz.

Flöhe

Floharten gibt es für jedes Lebewesen (Mensch, Hund, Katze, Ratte usw.). Selten wechseln sie von einer zur anderen Art über. In überfüllten Bussen oder Restaurants z. B. könnten sie überspringen. Flöhe können Infektionskrankheiten übertragen.
– Abhilfe: Wäsche wechseln, auskochen oder wegwerfen, lüften, Stiche mit Milchsäure oder Alant-Tinktur behandeln.

Krätze, Milben
Skabies

Die Milben kommen nachts aus ihren Verstecken und setzen sich hauptsächlich zwischen Finger, Zehen und Körperfalten. Heiß duschen und mit Alant-Tinktur einreiben. Wäsche wechseln. Mehrere Tage hintereinander wiederholen. Der Juckreiz könnte noch einige Tage bestehenbleiben.

Außenschmarotzer des Menschen

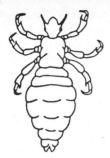

Kleiderlaus (2 – 4 mm)

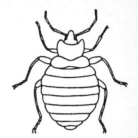

Bettwanze (5 – 6 mm)

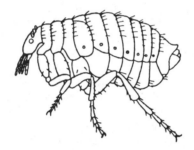

Menschenfloh (2 – 4 mm)

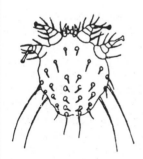

Krätzmilbe (0,2 – 0,4 mm)

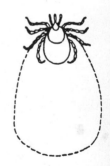

Zecke
(2 – 4 mm, voll bis 11 mm)

Zecke
(engl. Hick)

Sie halten sich in Sträuchern, Gräsern und Bäumen auf. Beim Durchstreifen eines Buschgeländes können sie sich umbemerkt auf die Haut fallen lassen. Einige Tage später wird man meist erst auf die juckende und leicht brennende Wunde aufmerksam, oberhalb derer man die mit Blut vollgesogenen Zeckenbläschen entdeckt. Die Zecke muß vorsichtig entfernt werden, damit der Kopf nicht drin stecken bleibt; sonst kann es zu Entzündungen führen. Um sie als Ganzes rausziehen zu können, muß sie völlig in Öl oder Petroleum eingehüllt werden (evtl. auch mit Zitronensaft versuchen und warten, bis dieser angetrocknet ist), nach ein paar Minuten kann man sie mit einer Pinzette durch Drehen gegen Uhrzeigerrichtung herausziehen. Auf die Wunde einen in Milchsäure getränkten Wattebausch legen. Milchsäure oder Essig können auch zur Entfernung verwendet werden. Zecken können Krankheiten übertragen: Zeckenbißfieber, Zeckenenzephalitis (Entzündung des Zentralnervensystems) und Infektionen.
Achte darauf, ob sich kurze Zeit später Fieber oder Lymphschwellungen einstellen.
Zum Schutz kann man sich im Notfall impfen lassen oder sich mit Schwefelpulver einstäuben, bevor man in den Busch geht.

Blutegel
(engl. leech)

Im feuchten Blätterwerk von Urwäldern, auf feuchter Erde oder in stehenden Gewässern (Mittel-, Südamerika, Orient, Asien, Afrika) halten sie sich auf. In Monsunzeiten gehäuft. Der Blutegel läßt sich zum Blutsaugen auf Mensch und Tier nieder; gleichzeitig spritzt er ein Gift (Hirudin) ein, wodurch Entzündungen hervorgerufen werden können. Außerdem kann er Krankheiten übertragen, z. B. Typhus. Zur Entfernung Öl auftragen oder mit Salz einreiben. Wunde mit Milchsäure, Echinacea, Propolis behandeln. Eventuell festen Druckverband anlegen, da die Blutungen recht lange anhalten können.

Sandfloh In tropischen Gebieten kann der Sandfloh sich an den Füßen festsaugen. Vor allem, wenn jemand *barfuß* läuft (sollte man in den Tropen nicht machen). Nach einigen Tagen entsteht eine knötchenartige Wunde, die in der Mitte offen ist. Mitunter läßt sich sogar der Floh darin entdecken. Mit einer sterilen Nadel kann er entfernt werden. Gelingt das nicht, Öl oder Milchsäure daraufgeben, um ihn abzutöten. Bekommt man ihn nicht heraus, wird er später mit Eiterbildung abgestoßen. Bei der Wunde besteht Infektionsgefahr. Häufig wird Wundstarrkrampf übertragen. Eventuell Tetanusimpfung auffrischen oder homöopathisch: Ledum und Hypericum C 30 einnehmen. Milchsäure, Echinacea oder Propolis auf die Wunde geben und gleichzeitig einnehmen.

Bienen- und Wespenstich mit Beinwellsalbe oder Echinacea-Tinktur einreiben. Eventuell Einnehmen homöopathischer Mittel. Wenn die Reaktion auf den Insektenstich kalt und blau ist: Ledum; heiß, rot und geschwollen: Apis, alle 10 Minuten.
Wespen- oder Bienenstich im Rachen: Sofort Eis lutschen, um Gefahr des Anschwellens zu vermindern.

Hundebiß siehe unter ›Tollwut‹.

Würmer siehe unter ›Wurmkrankheiten‹.

Filariosis siehe Seite 174–177.

Grasmilben In tropischen Urwaldgebieten, wie besonders im Amazonasgebiet, kann man von den sogenannten Grasmilben befallen werden, die, wie ihr Name bereits vermuten läßt, sich im Gras aufhalten. In den genannten feucht-heißen Gegenden darf man trotz der großen Hitze und Luftfeuchtigkeit nur vollständig bekleidet sein, weil man sich sonst diese äußerst gefährlichen (nicht sichtbaren) Biester einfängt. Die Amazonasindianer haben die Haut ihrer Kleinkinder entsprechend präpariert, so daß diese lederartig wird und die Milben keinen Eingang finden. Befallen wird deshalb nur der Weiße mit seiner ›zarten‹ Haut.

Symptome Symptome bei Grasmilben-Befall: Erbrechen, Durchfall, fürchterliches Beißen am ganzen Körper, das kaum auszuhalten sein soll. Weil die Körpertemperatur ständig sinkt (Untertemperatur), wird diese Krankheit bei den Einheimischen auch der ›kalte Tod‹ genannt.

Behandlung Das Wichtigste ist, zuerst die Milben loszuwerden: mit frischer zerriebener *Barbascowurzel,* die in diesen Gegenden wächst − und wie ein pflanzliches Insektizid wirkt (früher wurde es lange Zeit nach Amerika exportiert, wo es als Spritzmittel verwendet wurde) −, den Körper einreiben. Auch Spilanthes-Tinktur oder die frischen Pflanzenteile können hier helfen. Ansonsten kann auch DDT-Pulver genommen werden. Dieses mit Vaseline oder einer Hautcreme vermischt auftragen. DDT zu benutzen ist natürlich eine recht gefährliche Angelegenheit, aber wenn man nichts anderes zur Verfügung hat, muß man sich dieses hochgiftigen Produktes bedienen, weil man sonst sterben würde. Die Grasmilben erfordern solch ein starkes Mittel zu ihrer Vernichtung.

Danach muß gegen die Vergiftungserscheinungen des Organismus vorgegangen werden, denn er schafft es nicht allein, sich der giftigen Ausscheidungen der Milben und ihrer Zerfallsprodukte zu entledigen. Während die Barbascowurzel und Spilanthes nicht schädlich für den Menschen sind, sondern nur für Kaltblüter tödlich, so muß auch gegen die belastenden Auswirkungen des DDT vorgegangen werden, sofern man dieses benutzen mußte. Vor allem sind Herz- und Kreislaufmittel notwendig.

In Urwaldgebieten gibt es sehr giftige *Ameisen,* wovon einige tödliche Gifte besitzen. Aufpassen!

Schlangen

Schlangen sind sehr scheue Tiere, deshalb verziehen sie sich auch, wenn sie Geräusche hören. Die meisten Arten sind außerdem Nachttiere. Man wird kaum Gelegenheit haben, sie zu Gesicht zu bekommen. Sollte man dennoch unerwartet einer Schlange zu nahe kommen, dann verhalte man sich ganz still, wie leblos. Wenn sie sich nicht bedroht fühlt, verschwindet sie wieder. Sie beißen nur, wenn sie sich bedroht oder sich jemandem zu nahe fühlen, um noch fliehen zu können. In der Regel würde eine Schlange es vorziehen abzuhauen; denn sie würde ihr Gift nicht an einem Menschen verschwenden, weil sie es zur Jagd ihrer Nahrung benötigt. Nach einem Biß sind ihre Reserven erst mal aufgebraucht. Außerdem ist nicht jede Schlange mit Gift ausgestattet. Nur etwa ein Fünftel der Schlangen, die in der Welt vorkommen, sind giftig (von den Würgeschlangen mal abgesehen, die ihre Opfer ja erwürgen). Von den Giftschlangen wiederum sind manche Gifte von geringerer Gefahr für den Menschen. Die Wahrscheinlichkeit ist also recht gering, daß man in eine lebensgefährliche Lage durch Giftschlangenbiß kommen könnte. Eine Ausnahme bildet das Amazonasgebiet, welches wohl die gefährlichste Gegend durch Schlangen aller Art ist. Hier lebt auch eine kleine grüne (zwei Handlängen große) Giftschlange. Wenn sie gebissen hat, ist jede Hilfe zu spät.

Biß nur bei Bedrohung

Giftschlangen	gibt es in Mittel- und Südamerika, dem südlichen Teil von Nordamerika, Süd- und Ostasien, Afrika (15% der Schlangen sind giftig), Australien (75% der Schlangen sind giftig) und in Europa. Keine Giftschlangen gibt es in Neuseeland, Kanarische Inseln, Island, Irland, Madagaskar, Kapverdische Inseln, Chile, Kuba, Hawaii, im nördlichen Teil von Nordamerika, im nördlichen Bereich von Asien. Im Atlantik gibt es keine giftigen Seeschlangen. Die *Biß-Markierung* ist bei Giftschlangen und nichtgiftigen Schlangen verschieden. Giftschlangen hinterlassen zwei Giftzahnmarkierungen und selten wenige andere Zahnmarkierungen. Nichtgiftige Schlangen hinterlassen zwei Reihen Zahnmarkierungen, aber keine Giftzahnmarkierung.

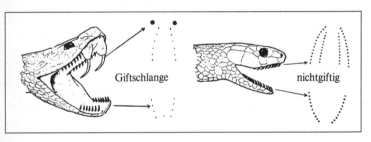

Weitere Merkmale	Gefährlich sind solche Schlangen, deren Kopf deutlich vom Rumpf abgesetzt ist, und diejenigen, die über eine klappernde Schwanzrassel oder ein aufgestelltes Nackenschild (Kobra) verfügen.
Verhalten nach Giftschlangen-Biß	Wenn jemand von einer Giftschlange gebissen wurde, so sollte er sich nicht oder so wenig wie möglich bewegen; zumindest nicht den Körperteil, in welchen gebissen wurde. Durch Bewegung breitet sich das Gift schneller im Körper aus. Binde oberhalb der Bißwunde mit einem Tuch o. ä. den Körperteil − nicht zu stramm − ab; und lockere diese *Abbindung* alle ¼−½ Stunde etwas. Insgesamt höchstens 1−2 Stunden lang abbinden.

Aussaugen	Gift sofort aussaugen oder besser aussaugen lassen und dieses sofort ausspucken. Gelangen Schlangengifte in Magen-Darm, werden sie dort unter Mithilfe der Sekrete aus Galle und Bauchspeicheldrüse unschädlich gemacht. Schlangengifte sind nur dann gefährlich, wenn sie ins Blut kommen. Bei kleinen Wunden im Mund, Zahnfleischbluten oder bei einem blutenden Geschwür im Magen könnte das Gift schaden.
Ausbrennen	Manche halten danach Ausbrennen mit glühender Holzkohle für sinnvoll. Wieder andere empfehlen, vor dem Aussaugen kleine Einschnitte mit einem sterilen Messer in die Giftzahnmarkierungen zu machen (½ cm tief). Andere raten von beiden Maßnahmen ab.
	Wenn mehr als 30 Minuten nach dem Biß vergangen sind, soll nicht mehr ausgesaugt werden und auch nicht mehr in die Giftzahnmarkierungen geschnitten werden; es könnte mehr schaden als nützen.
Reinigung der Wunde	Echinacea, Spilanthes oder Propolis daraufgeben. Gleiche Mittel auch einnehmen; alle 30 Minuten 50 Tropfen. Um die Bißwunde kalte Kompressen oder Eiswürfel legen.
	Eventuell Kreislaufmittel einnehmen, Tee oder Kaffee trinken. Keinen Alkohol. Eventuell ein Schmerzmittel nehmen.
	Tetanusprophylaxe (homöopathisch: Ledum und Hypericum C30).
Spritzen des Gegenserums	Das Spritzen des Gegenserums ist oft von lebenswichtiger Bedeutung! Deshalb muß sofort festgestellt werden, ob es sich um eine Giftschlange handelt, und wenn möglich, um welche. Die Serum-Injektion sollte nicht später als 3 Stunden nach dem Biß erfolgen, kann aber auch noch nach vielen Stunden nützen. Bei einigen Schlangen, wie beispielsweise den *Kobras,* muß jedoch unverzüglich gespritzt werden.
	Bei giftigen Bissen sind 3 Wirkungen zu unterscheiden:

1. Vorwiegend zeigen sich die Auswirkungen an der Bißstelle *(lokale Wirkung):* heftiger brennender Schmerz, Rötung der Haut, Lymphgefäß- und Lymphknotenentzündung, Ödeme, Hautblutungen, Absterben des Gewebes und Gangrän (fressendes Geschwür) sind möglich. Begleiterscheinungen: Übelkeit, Erbrechen, Kopfweh, Herzklopfen, Kollaps.

2. Das Gift bewirkt in erster Linie *Blutgerinnung.* Zeichen wie: Nasenbluten, Blutungen unter der Haut oder in den Schleimhäuten sowie Blut in Urin, Stuhl, Erbrochenem.
Gefahr von Schock und Nierenversagen.

3. Das Gift wirkt vorrangig als *Nervengift.* An der Bißstelle treten keine Schmerzen auf. Statt dessen kommt es zu Störungen der Nerven, Sehstörungen, Atem- und Schluckbeschwerden. Lähmung, Bewußtlosigkeit und Koma sind möglich.

Falls Antiserum mitgenommen werden soll, besorgt man dieses am besten in Ländern mit entsprechenden Instituten, die das Serum gegen die dort vorkommenden Schlangen haben.

Nachteile von Antiserum
Es wird in der Hitze schnell unwirksam, muß kühl gelagert werden. Verfallsdatum beachten. Nach der Injektion ist ein schwerer Schock möglich. Antiserum sollte nach Möglichkeit immer von einem Arzt gespritzt werden.

Homöopathie
Die Homöopathie verwendet als erstes Sofortmittel *Apis* D3, D4, D6, wenn es zu einem stechenden, heftigen Schmerz und ödematischen Schwellungen kommt und wenn Kälte als angenehm und Wärme als unangenehm empfunden wird. Wird Wärme als angenehm empfunden, wird *Arnica* verwendet.

Darauf folgt *Lachesis* D12 oder C30, wenn die Bißstelle gerötet und geschwollen ist und wenn lymphatische Reaktionen mit ausgeprägt starker Wärme- und Berührungsempfindlichkeit auftreten. Ob das alleine ausreicht, kann nur ein Experte entscheiden. Evtl. sind weitere homöopathische Mittel o. a. Zusatzbehandlungen erforderlich.

In den verschiedenen Gegenden dieser Welt *haben die Einheimischen ihre eigenen Mittel,* mit denen sie Giftschlangenbissen begegnen. Neben manchem Hokuspokus verfügen sie über allerlei wirksame Mittel: Die Indianer Südamerikas setzen Pflanzen in Branntwein an – hauptsächlich Tabak und Hanf.

Die Indianer Perus verwenden die Schlingpflanze Mikania mit recht gutem Erfolg.

Die Inder stellen aus Kalk, Tierkohle und Pflanzenharzen den sogenannten Schlangenstein her, der als zuverlässiges Mittel gilt.

Papayablätter gelten neben Hanf und Tabak als recht wirksam. Wenn kein Arzt oder Gegenserum vorhanden ist, mag ein *erfahrener* Einheimischer helfen können.

Andere Gegengifte

Als gutes Gegenmittel gegen Schlangengifte gilt das Bienengift *Apis melifica* D3, D4 oder D6. Die Schlangengiftwirkung kann dadurch vermindert werden, wenn man sich nach dem Aussaugen von Bienen oder harmlosen Ameisen stechen bzw. beißen läßt. Für Menschen mit einer Bienenstich-Allergie nicht geeignet!

Die bereits erwähnten Tinkturen aus Echinacea und Spilanthes, innerlich und äußerlich angewendet, können bei weniger giftigem Schlangenbiß erfolgreich sein. Falls vorhanden, sind auch zerquetschte oder eingespeichelte Frischpflanzenauflagen hilfreich. Frisch gekaute Blätter wirken deshalb, weil Speichel besser auslaugt als Alkohol (Tinkturen sind in Alkohol haltbar gemacht).

Bei Schlangengift, das auf das Nervensystem wirkt: Ginstrium (*Spartium scoparium* = gelber Besenginster). Behandlung nur durch einen Arzt!

Die Volksmedizin kennt noch eine ganze Reihe von erprobten Maßnahmen.

Vorsichts-
maßnahmen   Da Schlangen meist Wärme suchen (Autodach, Schlafsack!), ist es wichtig, Schlafsäcke, Schuhe, Kleidungsstücke vor Benutzung immer auszuschütteln. Rucksäcke, Koffer, Zelt und Auto immer gut verschlossen halten.
Dieselben Regeln gelten für die Abwehr von Spinnen und Skorpionen.

Skorpione

Auf der ganzen Welt gibt es ca. 500 verschiedene Arten von Skorpionen. Hauptsächlich sind sie in Wüstengebieten – Sahara, Mexiko, Arizona, im Mittleren Osten – und subtropischen und tropischen Gebieten, aber auch in den Mittelmeerländern und in Südfrankreich zu finden. Tagsüber verbergen sie sich meist im Sand, unter Blättern, Steinen und Abfällen. Mitunter verkriechen sie sich auch in Schuhen, Schlafsäcken, Zelten oder irgendwo im Haus. Daher öfter mal den Schlafsack und die Kleidung kontrollieren. Nachts sind sie unterwegs, um Insekten zu jagen. Die meisten Arten sind nicht gefährlich, ihr Stich schmerzt etwa wie ein Bienen- oder Wespenstich. Soweit bekannt, sind die gefährlichen Arten meist unter den mittleren Größen, die von gelb bis grünlich, von grau bis grün gefärbt sind. Die großen Arten (bis 25 cm) und die ganz kleinen (ab ca. 2 cm) sind in der Regel harmloser Natur.

In Nordafrika, Mittelamerika und Arizona gibt es Arten, die starke Gifte besitzen. Ihr Stich soll außerdem äußerst schmerzhaft sein. Die Gifte und Reaktionen sind von Gegend zu Gegend unterschiedlich. Unbehandelt könnte ein Skorpionstich tödlich verlaufen, vor allem für Kinder. Die ersten
Behandlung   Behandlungsmaßnahmen sind hier dieselben wie beim Schlangenbiß: Ruhigstellen der Stichstelle, kalte Umschläge, Gift aussaugen und Wunde reinigen. Mit Echinacea-Tinktur einreiben. Zuerst

50 Tropfen, dann jede Stunde 20 Tropfen einnehmen. In schweren Fällen Antiserum spritzen lassen und einen Arzt holen. Ein Schock könnte eintreten.

Die Volksmedizin der jeweiligen Gegenden, in denen Skorpione vorkommen, kennt sehr viele Mittel und Methoden gegen die Stiche.

Spinnen

Es gibt Tausende von Spinnenarten. Giftige Spinnen kommen hauptsächlich in Mittel- und Südamerika, den südlichen USA, Australien und Teilen Afrikas vor. Erwachsene sind durch die wenigsten ernsthaft gefährdet; für Kinder können alle Giftspinnen gefährliche Auswirkungen haben. Die häufigsten Spinnengiftverletzungen erfolgen durch die ›Schwarze Witwe‹ (1 cm klein, kleine rote und gelbe Flecken), die in Afrika, Südamerika bis nördliche USA, Australien und in Mittelmeerländern vorkommt. In Südamerika gibt es noch die ›Bananenspinne‹ und die ›Braune Spinne‹. Als gefährlich gelten auch zwei kleine Vogelspinnenarten, die in Australien und Südafrika vorkommen (3 – 5 cm).

Spinnen beißen nur dann, wenn sie sich gestört oder bedroht fühlen. In der Regel stellen sie sich erst mal tot, wenn sie sich entdeckt fühlen. Sie greifen nie direkt an. Allerdings könnte man ihnen unerwartet zu nahe kommen.

Spinnengift wirkt meist stark auf Herz, Kreislauf, Nervensystem und auf den Darm. Im allgemeinen muß man sich hier genauso wie bei Skorpionstich und Schlangenbiß verhalten: Ruhigstellen der Bißstelle, kalte Umschläge, Echinacea auf die Bißwunde, vorher das Gift aussaugen. Echinacea einnehmen. Herz-Kreislauf-Mittel. Homöopathisch ist Ledum als Sofortmittel möglich. Eventuell Antiserum.

Behandlung (marginal)

Seeigel

Am Meer zwischen Felsen oder an manchen Stränden kann es passieren, daß man auf einen Seeigel tritt und ein Stachel in der Fußsohle bleibt. So ein Stachel läßt sich relativ einfach entfernen, indem ein Pflaster darübergeklebt wird. Der Stachel wird herausgezogen, wenn man das Pflaster nach 4 bis 6 Tagen schnell abreißt. In den Tropen immer die Stelle desinfizieren.

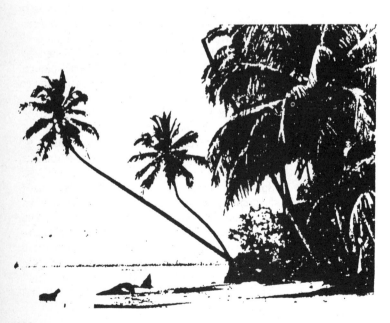

Hauterkrankungen

Sonnenbrand und Verbrennungen

Sonnenbrand entsteht durch die ultravioletten Strahlen des Sonnenlichts. Besonders leicht verbrennt weiße, empfindliche und vom Sonnenlicht entwöhnte Haut. Es empfiehlt sich, in den ersten Tagen nicht länger als 30 Minuten unter intensiver Sonnenbestrahlung zu verbringen. Langsam steigern und mit einem guten Sonnenschutzmittel einreiben. Es ist ratsam, jeweils die Morgen- und Nachmittagsstunden zum Sonnen zu nutzen. Mittags verbrennt man, statt braun zu werden.

Behandlung

Ein normaler Sonnenbrand (gerötete Haut, die spannt, brennt und später abpellt) ist nicht besonders tragisch und jedem bekannt. Dieser kann mit einfachen Mitteln gelindert werden: Beinwellsalbe, Wund- und Brandgel von Wala, Johanniskrautöl, Combudoron-Gelee oder -Salbe. Möglich, daß sich bei jemandem, der sehr empfindlich ist und zu lange in der Sonne war, Blasen bilden. Fieber, Frösteln und allgemeines Unwohlsein kann sich für mehrere Tage einstellen. Aufpassen, daß die Blasen unversehrt bleiben. Offen können sie sich infizieren. Evtl. Wundpuder darauf streuen. Mit Milchsäure-Tinktur, Echinacea oder Propolis behandeln. Vor allem ist Propolis wegen seiner kühlenden, antibakteriellen und heilenden Eigenschaften zu empfehlen. Evtl. Mullverband.

Ein Sonnenstich (siehe dort) geht mitunter mit Sonnenbrand einher.

Sonnenschutz- mittel	Kokosnußöl mit Gurkensaft, Essig oder Zitronensaft vermischt oder Tiroler Nußöl; Erdnußöl besitzt Lichtschutzeigenschaften. Bei anderen *Verbrennungen* wird bis zum 2. Grad wie beim Sonnenbrand verfahren. Hier kommt es im 2. Grad auch zur Blasenbildung. Stark nässende Brandwunden mit Wundpulver bestreuen. Vor allem Propolis wegen deren kühlender Eigenschaft anwenden.
Erste Hilfe bei Verbrennungen	Grundsätzlich gilt als erste Maßnahme bei Verbrennungen, daß jegliche Luftzufuhr zur Brandwunde ausgeschlossen werden soll. Deshalb soll die verbrannte Stelle erst mal eine Zeitlang in kaltes Wasser getaucht oder mit nassen Tüchern behandelt werden. Bei allen Verbrennungen kann *Honig* angewendet werden: saubere Tücher dick mit Honig bestreichen und darauflegen. Honig lindert, kühlt und heilt. Oder *Zucker* aufstreuen. Dieses alte Hausmittel zur Wundbehandlung wurde von Medizinern in den USA unter die Lupe genommen und seither erfolgreich in der Wundtherapie (u. a. bei Geschwüren, Verbrennungen, Dekubitus) angewendet.
Andere Möglich- keiten	Rohe Kartoffeln zerrieben auflegen und jeweils erneuern, wenn sie warm geworden sind von der aufgesogenen Hitze. Eiweiß (vom Ei) zieht schnell die Hitze heraus, evtl. mit Honig vermischt auftragen. Das fördert die Heilung, auch bei Verbrühungen. Neben Propolis, das sowohl zur Kühlung als auch zur Heilbehandlung angewendet wird, eignen sich für den Heilungsprozeß einer Brandwunde: Beinwellsalbe, Calendulasalbe, Johanniskrautöl, Wund- und Brandgel von Wala, Combudoron-(Weleda-)Salbe, frische Gurkenstücke und -saft, Honig. Verbrennungen 3. Grades haben meist nicht nur die Haut zerstört, sondern auch Sehnen, Muskeln und darunterliegende Gewebeschichten. Je nachdem, wie groß und tief die Wunde ist, muß ein Krankenhaus aufgesucht werden.

Allgemeine Wundbehandlung

Kleine Hautverletzungen, Schürfungen, Kratzer, Insektenstiche und dergleichen sollten in heißen, tropischen Ländern immer beachtet und gleich desinfiziert werden. Bakterien könnten durch diese Öffnungen einwandern und sie in schlimme Wunden verwandeln. Diese Beachtung ist wichtig, weil in den Tropen viel mehr herumschwirrt als bei uns. Nicht kratzen, dadurch entsteht erhöhte Infektionsgefahr!

Nicht kratzen!

Sofort mit Milchsäure-Tinktur getränkte Watte auf die Wunde legen und ein Pflaster drüber. Eventuell auch Echinacea-Tinktur verwenden. Diese Behandlung gilt für alle Arten von Wunden und Hautverletzungen, einschl. Furunkel, Platzwunden, Stichwunden, Schnittwunden usw., u. U. Echinacea auch innerlich anwenden. Zeigt sich nach einiger Zeit um eine Insektenstichstelle ein roter Hof, besteht die Möglichkeit, daß das Insekt mit einem Spritzgift (chemisches Insektizid) vergiftet war. Diese Stiche sind dann wesentlich gefährlicher und können zur Blutvergiftung führen. Mit unverdünnter Milchsäure behandeln und ein mit Echinacea getränktes Wattebäuschchen darauflegen. Das kann vor Entzündungen schützen und das Gift neutralisieren.

Tropengeschwüre

Entstehen Tropengeschwüre (*Ulcus tropicum*), müssen sie unbedingt richtig behandelt werden. Entwickeln diese sich weiter, werden Sehnen und Knochen angegriffen. Das kann dann so schlimm werden, daß nur noch eine Amputation möglich ist.

Meist entwickeln Tropengeschwüre sich aus infizierten Insektenstichen und kleinen Wunden, die nicht richtig behandelt wurden. Nach kurzer Zeit bildet sich um die Stelle ein roter, recht harter Hof mit Eiterpusteln in der Mitte, die immer größer werden und schmerzen. Das Gehen kann beeinträchtigt werden.

Behandlung	Die Wunde mit Milchsäure oder Echinacea-Tinktur reinigen. Als sicheres Mittel gilt der Spitzwegerich *(Plantago lanceolata)*, der in allen Breitengraden wächst. Selbst einige Tropenärzte wenden diese Pflanze an.

Roh als zerquetschte Blatt- oder Breiauflage ist der Spitzwegerich wirksamer, als wenn die Blätter aufgekocht werden. Die Auflage 2- bis 3× täglich auswechseln und zwischendurch mit Milchsäure oder Echinacea-Tinktur reinigen. Wird diese Behandlung gewissenhaft durchgeführt, kommt es bald zur Heilung.

Es ist ratsam, Echinacea auch innerlich zu nehmen, um den Heilungsprozeß auch von innen zu unterstützen. Diese Anwendung gilt als zuverlässig und erfolgreich.

Ansonsten wäre hier Penicillin nötig, wenn o. g. Behandlung nicht möglich sein sollte. Die Dauer der Heilung hängt vom allgemeinen Gesundheitszustand ab.

Zu beachten	Befinden sich größere Fremdkörper (Splitter usw.) in einer Wunde, könnte es möglicherweise zu einer starken Blutung kommen, wenn man diese herauszieht!

Bis ein Arzt erreicht ist, vorsichtig einen Wundverband um den Fremdkörper anlegen, damit dieser nicht tiefer rutscht. Notfalls mit einer desinfizierten Pinzette entfernen oder mit einer Desinfektionslösung herauszuspülen versuchen (falls vorhanden, mit Hilfe einer Einwegspritze), danach Druckverband anlegen. Siehe auch unter ›Starke Blutungen‹.

Mit größeren Biß-, Platz-, Schnitt- und Stichwunden möglichst einen Arzt aufsuchen, weil Sehnen, Nerven, Knochen in Mitleidenschaft gezogen sein könnten.

Eventuell muß die Wunde genäht werden. Einen sterilen Mullverband auf die Wunde legen, bis der Arzt erreicht ist. Aufpassen, wann die letzte Tetanusspritze gegeben wurde.

Blutvergiftung *Sepsis*

Kann auftreten durch infizierte Insektenstiche und Wunden. Erstes Anzeichen für die Entwicklung einer Blutvergiftung kann ein rötlicher Streifen sein, der sich von der entzündeten, eitrigen Wunde zum Körper hin bewegt. In dieser Vorstufe muß bereits etwas unternommen werden. Zur Blutvergiftung kommt es, wenn die Keime aus den Lymphbahnen in die Blutbahn eindringen.
Lymphdrüsenschwellung, Schmerzen, Fieber, Schüttelfrost, schnellerer Puls sind die Anzeichen.

Behandlung

Betroffenen Körperteil ruhigstellen oder schienen. Kaltfeuchte Umschläge. Stündlich oder öfter 30–50 Tropfen Echinacea-Tinktur oder Propolis einnehmen. Damit getränkte Tücher auf die Wunde legen und mindestens 3× täglich wechseln. Beobachten, ob der rötliche Streifen sich weiterbewegt. Ist er nach spätestens 2 Tagen mit o. g. Behandlung nicht zurückgegangen, die Mittel stärker einsetzen. Notfalls ein Breitbandantibiotikum nehmen und den Arzt holen. Der Streifen darf das Herz nicht erreichen!

Pilzkrankheiten *Mykosen*

In heißen Ländern gibt es häufiger Pilzkrankheiten als in den gemäßigten Zonen. Einige Mykosen befallen die Haut, andere Arten können das gesamte Nagelbett von Fuß- und Fingernägeln durchsetzen. Manche Arten können sich im Staub verbreiten, der, eingeatmet, Bronchien und Lungen schädigen kann. Durch Pilzkrankheiten sind in erster Linie lymphatische Menschen gefährdet, die schon als Kinder Milchschorf hatten. Ist diese Veranlagung mit einem Kalkmangel verbunden, so ist die Empfänglichkeit für Pilzkrankheiten groß. Die Haut wird nur dann befallen, wenn gewisse Durchblutungsstörungen vorliegen.

Hautpilz – scherende Flechte
Mykosis

Im Englischen heißt dieses Symptom ringworm, es handelt sich aber um einen Pilz und nicht um einen Wurm. Durch Unsauberkeit, Katzen, andere Menschen, verstärkt im heißen Klima, kann man sich mit ihm infizieren. Er kann überall am Körper auftreten. Es beginnt mit einer kleinen schorfig-schuppigen Stelle, die sich schnell kreis- oder ringförmig ausbreitet, daher der engl. Name. Juckreiz ist die Folge.

Behandlung

Wichtig ist es, daß die Pilze keine Luft mehr bekommen. Das kann mit Zitronensaft erreicht werden, wenn dieser rundherum aufgeträufelt wird, im größeren Umkreis, als die Erscheinungen auf der Haut sichtbar sind, denn die Sporen haben sich schon weiter ausgebreitet. Wenn der Zitronensaft eingetrocknet ist, bildet sich eine luftdichte Gaze über den Pilzen und Sporen. Diese Maßnahmen alle paar Stunden wiederholen, und bis zu einer Woche so verfahren, um auch die letzten Sporen zu beseitigen.

Statt Zitronensaft kann Milchsäure (Molke) genauso verwendet werden. Essig ist möglich. (Bei Pilzerkrankungen in der Vagina erfolgt eine ähnliche Behandlung, siehe dort.) Später die Stellen mit Beinwellsalbe oder Johanniskrautöl pflegen. – Klappt die o. g. Behandlung nicht, Propolis versuchen.

Gleichzeitig nach Möglichkeit viel im Meer baden gehen. Der Jodgehalt schwächt die Krankheitserreger. Befinden sich die Flechten am Nacken oder Hinterkopf und sind bis über den Kopf ausgebreitet, dann tauche man den ganzen Kopf tüchtig ins Meerwasser. Beim Haarewaschen in das letzte Spülwasser Zitronensaft oder Essig geben. Ansonsten genauso verfahren. Kleidung und Bettwäsche möglichst häufig wechseln und auswaschen.

Fußpilz

Manche Menschen haben eine gewisse Bereitschaft (psychosomatisch bedingt), sich mit Fußpilz anzustecken. Ansteckungsmöglichkeiten bestehen vor allem in öffentlichen Duschen und Schwimmbädern. Wer anfällig ist, geht besser in Sandalen duschen. – Meist tritt der Pilz zwischen den Zehen auf und breitet sich dann kreisförmig aus; nicht selten werden Fußnägel mitangegriffen.

Behandlung Mit Milchsäuretinktur oder Propolis. Auch Spilanthes-Tinktur kann hier hilfreich sein. Optimal ist es, wenn die Mittel abwechselnd angewendet werden können. Jeweils abends vor dem Schlafengehen eine getränkte Auflage befestigen, Socken drüberziehen. Morgens mit Beinwellsalbe oder Johanniskrautöl einreiben. – Wenn der Pilz zurückgegangen oder ganz verschwunden ist, muß die Behandlung noch ein paar Wochen fortgesetzt werden, weil noch vorhandene Pilze neue Sporen bilden würden. – Haben Pilze einen Fußnagel angegriffen, muß der Nagel sehr dünn abgefeilt werden, damit die Mittel die Pilze erreichen können. Die Auflagen müssen immer wieder erneuert werden und sollten auch tagsüber daraufbleiben, weil durch den Schutz des Nagels das Einwirken der Mittel erschwert ist.

Orientbeule; siehe ›Spezielle Erkrankungen‹.

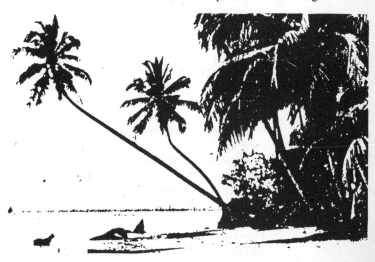

Erste-Hilfe-Maßnahmen

Der gesamte Katalog von Erste-Hilfe-Maßnahmen kann hier nicht aufgelistet werden. Es wurde eine Auswahl an häufigen Vorkommnissen getroffen, für die lebensrettende Sofortmaßnahmen beschrieben werden. Bis auf wenige Ausnahmen ist immer ärztliche Versorgung notwendig. Möglichst sofort ins Krankenhaus gehen. In allen nachfolgenden Fällen sollten sofort *Bachblüten-Notfall-Tropfen* den Betroffenen (und den anwesenden Helfern) gegeben werden. Anwendung siehe Seite 25 f.

Starke Blutungen

Arterielle Blutung: hellrot, spritzt strahlartig im Pulstakt.
Venöse Blutung: dunkelrot, flächenartige Sickerblutung.
Entscheidend für den Stillstand einer Blutung ist nicht die Art der Blutung, sondern die Blutungsstärke (Menge). Großer Blutverlust (um 1 l bei Erwachsenen) ist lebensgefährlich. Verblutungsgefahr zeigt sich durch Anzeichen von Schock (siehe dort). Blutverlust und Schock sind zwei der häufigsten Todesursachen nach Verletzungen.

Erste Maßnahmen
Hochlagern und Ruhigstellen der Wunde, keimfreie Mullauflage, verbinden, Druckpolster (verschlossene Verbandsäcke) auf die Wunde pressen und mit dem Rest der Binde umwickeln. Dieser *Druckverband* darf nicht stauen. – Die meisten Blutungen können so gestoppt werden.

Schocklagerung	Kopf tief, Beine hoch, um die Durchblutung des Hirns zu verbessern.
Abdrücken	Vorübergehendes Stillen einer Blutung durch Abdrücken der blutzuführenden Schlagader. In der Nähe verlaufende Nerven dürfen nicht abgedrückt werden. Allerdings ist das für den Laien schwer zu bestimmen.
Abbinden	Nur dann anwenden, wenn die Wunde trotz Druckverband weiterblutet. Nur an Armen und Beinen möglich. Richtung Körper (Rumpf) Tuch oder Schal (niemals Bindfäden, Draht o. ä.) fest herumbinden. Hört die Blutung auf, ist es fest genug. Nie fester. Dauert die Abbindung länger als 1½ Stunden, besteht die Gefahr, daß das be-

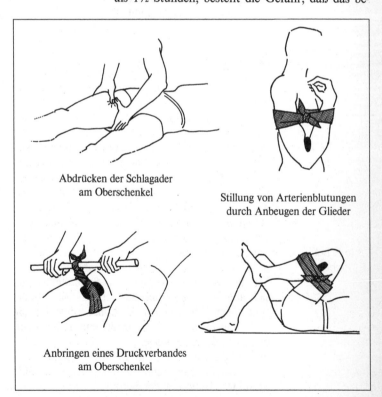

Abdrücken der Schlagader
am Oberschenkel

Stillung von Arterienblutungen
durch Anbeugen der Glieder

Anbringen eines Druckverbandes
am Oberschenkel

troffene Glied abstirbt. Beim Lösen besteht zusätzliche Schockgefahr.

Kann ein Arzt oder ein Krankenhaus nicht innerhalb 1½ Stunden erreicht werden, muß je nach Situation entschieden werden. Schocklagerung, Abbindung unter Beobachtung des Verbandes langsam lösen, Schlinge jedoch nicht entfernen, bei starker Blutung sofort wieder zuziehen. Lieber einen Arm oder ein Bein verlieren als verbluten. Die Schlinge nach 2–5 Minuten wieder zuziehen und aufpassen, daß das Glied durchblutet wird. Geringen Blutverlust in Kauf nehmen. Beobachten, Schockbekämpfung.

Nachbehandlung Aus der Reiseapotheke Kelp, Blütenpollen, Andorn, Honig, Aprikosen einnehmen.

Schock

Eine Kreislaufveränderung, die nach Verletzungen mit massivem Blutverlust, bei Schreck, Angst, Schmerzen (psychischer Schock) oder durch Gefäßgifte ausgelöst wird. Bei 1 l Blutverlust kann sich der Körper durch Gefäßverengung noch selbst helfen. Es kommt zur Beeinträchtigung der Transportaufgaben des Blutes. Das Zentralnervensystem gibt Impulse, damit vor allem lebenswichtige Organe (Herz, Gehirn, Lunge) noch genug Blut erhalten. Die restlichen Organe werden nur noch gedrosselt beliefert.

Erste Schock- Blasse, kalte Haut, Frieren, das Herz pumpt
Anzeichen schneller, rasender und kaum tastbarer Puls.

Das Bewußtsein ist anfangs meist erhalten, trübt sich aber mit Vertiefung des Schocks. Betroffene sind ansprechbar, geben Auskunft, ohne jedoch die Schwere der Verletzung zu empfinden oder über Schmerzen zu klagen.

Merke Puls über, Blutdruck unter 100 = Schock. Je höher der Puls über und der Blutdruck unter 100 ist, desto schwerer ist der Schock.

Die Schockempfindlichkeit ist unterschiedlich, jedoch nicht vom Willen beeinflußbar (wie durch ›Zusammennehmen‹). Allerdings kann Todesangst u. U. noch zu erstaunlichen körperlichen Leistungen führen und die Schockentwicklung zurückhalten.

Schwere Schockzustände entwickeln sich besonders bei großem Blutverlust, Bauch- und Lungenverletzungen, Verbrennungen 3. Grades, Herzinfarkt, Lungenembolie und durch Lösen länger liegender Abbindungen. Bei Bauch- und Brustverletzungen lenkt ein sich rasch verschlechternder Schockzustand den Verdacht auf innere Blutungen.

Schockbekämpfung	muß sofort einsetzen wegen mangelhafter Versorgung mit Sauerstoff und einer Anhäufung von Stoffwechselschlacken.
Erste-Hilfe-Regeln	Blutstillung laufend überprüfen; flach lagern (schon vor Eintreten der Schockzeichen), Ausnahme: bei Atemnot und Blutungen aus dem Mund und Rachen, da es sonst durch Verlegung der Atemwege zum Ersticken kommen kann. Laufend den Puls überprüfen (Gradmesser des Schockzustands).
Bei Anzeichen von Schock	*Schocklagerung.* Beine hoch, Kopf tief (verbessert die Hirndurchblutung), Ausnahme: bei Atemnot, Schädel-Hirn-Verletzung und Gehirnerschütterung. Wichtig ist die Unterscheidung zwischen Schock und Schädel-Hirn-Verletzungen. Kennzeichen für SHV-Typ: Fand ein Schlag oder Fall auf den Kopf statt, sofortige Bewußtlosigkeit, Gedächtnislücke, Kopfschmerzen nach dem Aufwachen, Übelkeit, Erbrechen.
Bei Vertiefung des Schockzustandes	Beine noch höher, zum Kopf hin ausstreichen. Den Betroffenen warm halten, so daß er nicht fröstelt. Nicht künstlich wärmen (Wärmflasche o. ä.), denn dadurch erweitern sich die Gefäße und verschlechtern die Hirndurchblutung. Alle Muskeln sollten entspannt sein, was nur durch richtige und bequeme Lagerung erreicht wird.

Schnellstmöglich einen Arzt holen oder ins Krankenhaus fahren. Vor allem bei schweren Schockzuständen und/oder Blutverlust ist es wichtig, daß der Kreislauf mit Blutersatzflüssigkeit aufgefüllt wird.

Ohnmacht

Störung in der Sauerstoffzufuhr des Gehirns. Sie ist dem Schock verwandt, allerdings harmloser. Wird oftmals psychisch ausgelöst: durch Schreck, Angst, Ekel, aber auch durch schlechte Luft, Schmerzen, Unfälle, Koliken, Verletzungen etc. Es entsteht eine kurzfristige plötzliche Senkung des Blutdrucks, wodurch der Ohnmächtige aus dem Stand heraus umkippt. Blässe, allgemeines Schwächegefühl, Übelkeit, Schweißausbruch können zuvor auftreten.

Maßnahme Betroffenen flach hinlegen und die Beine hochlagern. Dadurch kommt es zu einer besseren Durchblutung des Gehirns. Evtl. verschlossene Kragen öffnen. Für Frischluft sorgen, Puls und Atmung kontrollieren. Wenn das Bewußtsein zurückkehrt und der Kreislauf normalisiert ist, etwas liegen bleiben. Nicht sofort aufstehen. Evtl. Kreislaufmittel nehmen.

Ohnmacht hält nur wenige Minuten an. Dauert sie länger als 5 Minuten, handelt es sich um Bewußtlosigkeit.

Bewußtlosigkeit

Völliges Fehlen von Sauerstoff verursacht bereits nach 3 Minuten im Gehirn schwerste Schäden mit tödlichem Atemstillstand. Nach 5–8 Minuten ist meist alles zu spät.

Verschiedene Ursachen sind möglich: Vergiftung, Hitze, Verletzung am Kopf (z. B. Gehirnerschütterung). Nach einem Unfall können die Atemwege blockiert sein. Liegt der Bewußtlose auf dem Rücken, so fällt die Zunge häufig nach hinten und blockiert so die Atmung.

Fremdkörper, Erbrochenes, Blut in den Atemwegen sind gefährlich und be- oder verhindern die Atmung. Es besteht die Gefahr des Erstickens. Das kommt vor allem bei Schädel-Hirn-Verletzungen vor.

Maßnahmen

Hier muß sehr schnell und unbedingt richtig gehandelt werden. Die Erste-Hilfe-Leistenden müssen in der Lage sein, die nötigen Entscheidungen klar zu treffen. Panikartiges und unsachgemäßes Verhalten der Anwesenden muß unbedingt vermieden werden. Zuerst die Atmung prüfen. Bei Stillstand: Atemspende.

Seitenlagerung

Kopf in den Nacken, gewinkeltes Knie und vorgeschobener Arm verhindern Umkippen in die Bauchlage (siehe Abbildung). In dieser Lage fällt die Zunge nicht nach hinten, Erbrochenes oder Blut können abfließen.

Falls vorhanden, Bachblüten-Notfall-Tropfen auf die Lippen geben. Nach Wiedererlangung des Bewußtseins zunächst liegen lassen.

Atemstillstand

Wird Atemstillstand festgestellt, muß sofort Mund-zu-Mund- oder Mund-zu-Nase-beatmet werden. Die Ausatmungsluft des Gesunden enthält noch genügend Sauerstoff für den Betroffenen, der beatmet wird. Er wird auf den Rücken gelegt und bekommt die Atemwege freigemacht durch Überstreckung des Kopfes nach hinten. Zuvor prüfen, ob die Nase verstopft ist oder Fremdkörper im Mund sind. Bei Mund-zu-Mund-Beatmung die Nasenlöcher zuhalten, bei Mund-zu-Nase-Beatmung den Mund mit der Hand verschließen. Der Brustkorb des Beatmeten hebt sich bei der Einblasung, und er fällt zusammen bei der passiven Ausatmung. Die Luft strömt aus geöffnetem Mund und Nase. Mund-zu-Nase-Beatmung läßt sich auch in der Seitenlage des Bewußtlosen durchführen. Das ist von Bedeutung bei Verlegung der Atemwege (durch Blut, Erbrochenes, Wasser u. a.).

Heben und Senken des Brustkorbes des Betroffenen sowie hör- und fühlbares Ausströmen der Atemluft sind zuverlässige Anzeichen für eine gelungene Atemspende.

Atem- und Herzstillstand

Um unheilbare Hirnschädigungen zu vermeiden, müssen die nachfolgenden Maßnahmen so schnell als möglich noch vor der Schockbekämpfung und Wundversorgung erfolgen.

Die Herzbelebung wird unterstützt dadurch, daß der Betroffene mit möglichst weit zurückgebogenem Kopf — tief lagern — und mit hochgelagerten Beinen auf eine feste, harte Unterlage gelegt wird.

Erste-Hilfe-Maßnahme
Die einfachste Erste-Hilfe-Maßnahme sind kräftige Schläge mit der flachen Hand oder Faust auf die Herzgegend.

Atemspende mit Herzmassage
Wirksamer ist folgende Maßnahme: Atemspende mit gleichzeitiger Herzmassage, was möglichst zu zweit gemacht werden sollte.

5× Atemspende wiederholen. Die zweite Person legt die rechte Hand mit dem Handballen auf den unteren Teil des Brustbeins (Brust vorher freimachen). Indem sie die linke Hand über die rechte legt, drückt sie mit Ausnützung ihres Körpergewichts 8× hintereinander den Brustkorb kräftig (nicht auf die Rippen drücken, da diese sonst brechen könnten), so daß es deutlich tiefer geht (Drucktiefe ca. 3—5 cm; pro Sekunde 1×). Dabei entsteht im Brustkorb eine Drucksteigerung, die ausreicht, um Blut aus den Herzkammern in die großen Gefäße zu drücken. Dann wieder 5× Atemspende geben.

Die Behandlung so lange fortsetzen, bis ärztliche Hilfe eintrifft.

Durchführung der ›stabilen Seitenlage‹

1. Hüfte fassen und anheben, Hand des Verletzten unter das Gesäß

2. Körpernahes Bein aufstellen

3. Hüfte und Schulter fassen und zu sich drehen

4. Arm nach hinten herausziehen und abwinkeln

5. Kopf überstrecken, damit Atemwege frei werden

6. Hand unter die Wange schieben (Handfläche nach unten)

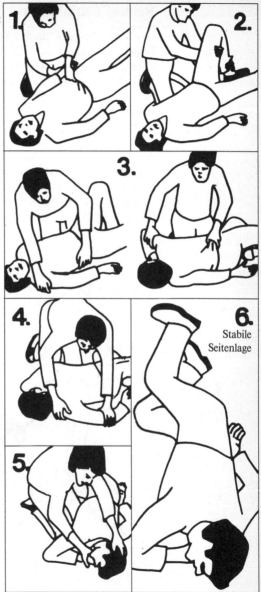

6. Stabile Seitenlage

Rettung Ertrinkender

Wiederbelebungsmaßnahmen

Nach der Bergung muß zuerst das Wasser aus Lunge und Luftröhre ausfließen (siehe Abbildung). Danach Rückenlagerung. Atmung und Puls prüfen. Atmung bis zur Bewußtseinserlangung unterstützen durch Hochheben (Einatmen) und Senken (Ausatmen) der Arme. Tritt Atmung nach einer Minute nicht ein, sofort Atemspende, evtl. auch Herzmassage. Letztere ist wichtig, wenn der Verunglückte längere Zeit unter Wasser war. Wenn nötig, stundenlang durchführen. Es besteht so die Möglichkeit, selbst Menschen wiederzubeleben, die ½ Stunde oder länger unter Wasser waren.

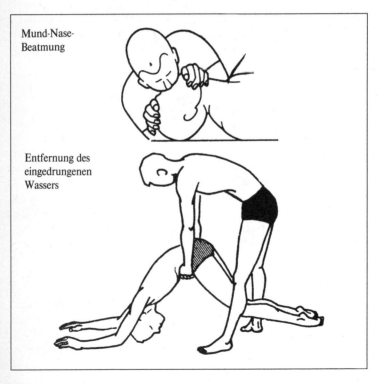

Mund-Nase-Beatmung

Entfernung des eingedrungenen Wassers

Verstauchung

Gelenk-
prellung

Durch starke Überbeanspruchung oder Gewalteinwirkung werden Gelenkbänder gedehnt oder reißen. Die Gliedmaßen können kurz darauf, wenn auch unter Schmerzen, selbsttätig bewegt werden. Das gleiche gilt auch für Gelenkprellungen. Ist das nicht ohne weiteres möglich, besteht Verdacht auf Knochenbruch oder eine schwere Bänderverletzung. Die bald darauf eintretende starke Schwellung und der Schmerz sind ebenfalls beim Knöchelbruch vorhanden.

Behandlung

Mit Beinwell- oder Calendulasalbe und/oder Bachblüten-Notfall-Salbe einreiben. Arnika-Tücher oder -Essenz auflegen und mit einer Elastikbinde umwickeln. Bein hochlagern. Den Arm in eine Schlinge legen. Verband und Einsalbung 1–2 Wochen ständig erneuern; u. U. länger.
Bei Verdacht auf Bruch oder Bänderverletzung einen Arzt holen.

Verrenkung

Wenn Knochen am Gelenk durch eine Gewalteinwirkung wie Sturz, Fall, Schlag nicht wieder in ihre Lage zurückgleiten, spricht man von einer Verrenkung. Die veränderte Form des Gelenks ist deutlich sichtbar. Bewegungsunfähigkeit, starke Schmerzen und Schwellung treten sofort auf. Bald darauf zeigt sich ein Bluterguß als Folge der verletzten Gelenkkapsel. Gleichzeitiger Knochenbruch (Verrenkungsbruch) ist möglich.

Maßnahmen

Ruhigstellen des betroffenen Gliedes. Einrenkung nur durch einen Arzt vornehmen lassen!
Salben etc. wie oben angegeben. Fußreflexzonenmassage am analogen Punkt: also z. B. bei Fußverrenkungen: Massage derselben Stelle an der Hand derselben Körperseite. Bachblüten-Notfall-Salbe auftragen.

Prellungen und Quetschungen

Diese stumpfen Verletzungen entstehen in der Regel durch Stoß oder Schlag, z. B. durch Hinfallen. Die Haut bleibt meist unverletzt, darunter liegende Gewebe sind geschädigt oder gerissen.

Symptome — Schwellung, Schmerz, Blutergüsse, eingeschränkte Beweglichkeit.

Behandlung — Bei Gelenkprellungen und -quetschungen den verletzten Körperteil ruhigstellen. Hochlagern. Kalte Umschläge immer wieder erneuern (falls zur Hand mit Arnika-Essenz: 1 Eßlöffel auf 5 Eßlöffel Wasser), elastischen Verband anlegen. Beinwellsalbe auftragen, Arnika-Wundtücher auflegen. Bachblüten-Notfall-Salbe. Einige Tage Schonung. Nach ca. 1 Woche mit vorsichtigen Bewegungsübungen anfangen.

Muskelprellungen — Bei Muskelprellungen nicht ruhigstellen, sondern vorsichtig bewegen, um die Muskeldurchblutung zu fördern.

Knochenbrüche (Frakturen)

Kennzeichen — Sichtbare Bruchenden oder Knochensplitter bei offenem Knochenbruch.
Sichtbare Veränderung von Form und Stellung der betreffenden Körperabschnitte (diese liegen auch geringgradig bei Verrenkungen vor). Abnorme Beweglichkeit gelenkfreier Körperabschnitte. Fühlbares Knochenreiben bei Bewegung der Bruchenden gegeneinander.
Unklare Kennzeichen: Schmerz, Schwellung im Bruchbereich, Bewegungsunfähigkeit.

Gefahr bei Knochenbruch oder unsachgemäßer Erster Hilfe — Schock infolge von Schmerz und Blutung aus den Markräumen; Wundkrankheiten bei offenen Brüchen; Verletzung von Blutgefäßen, Nerven oder Organen durch spitze Bruchenden; Fettembolie bei Bruch fettmarkhaltiger Knochen ist eine häufige Todesursache.

Grundregeln der Ersten Hilfe

Bei offenen Knochenbrüchen das Blut stillen, keimfrei verbinden und Ruhigstellen der Bruchstelle bzw. des gesamten betroffenen Körperteils (Schienen, Armbinde und dergleichen – siehe Abbildung). Schockbekämpfung. Zum Ruhigstellen eines Knochenbruchs (auch bei Verdacht auf Bruch) sollte eine Schiene verwendet werden, z. B. ein gut gepolstertes Brett, das mit Binden oder Tüchern an dem betroffenen Glied befestigt wird, aber nicht zu fest! Blutzirkulation muß erhalten bleiben. Bei leichter Blaufärbung sofort lockern! Herausgesprungene Knochenteile besonders gut polstern. Knochenbrüche, die mit einem Dreieckstuch ruhiggestellt werden können: Brüche im Arm-, Hand- und Schulterbereich.

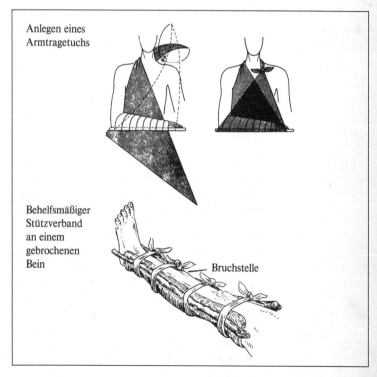

Anlegen eines Armtragetuchs

Behelfsmäßiger Stützverband an einem gebrochenen Bein

Bruchstelle

Einige Besonderheiten

Rippenbrüche

Bei Rippenbrüchen besteht als Komplikation die Möglichkeit einer Lungenverletzung durch Bruchenden. Bei geschädigten Brustorganen entsteht meist ein Schock. Darüber hinaus besteht die Gefahr der Fettembolie.

Symptome

Starker örtlicher Schmerz; Bluterguß und Schwellung können sich zeigen. Schmerzen beim Atmen und Husten.

Erste-Hilfe-Maßnahmen

Den Verletzten halbliegend lagern. Oberkörper hochlegen. Durch Hochlagern des Armes oder der verletzten Seite im rechten Winkel zum Oberkörper wird die Atmung erleichtert.

In Ausatemstellung den sogenannten Dachziegelverband anlegen: breites Heftpflaster wird von der Wirbelsäule bis kurz über die Brustmitte halbkreisförmig um den Oberkörper gelegt, schuppenartig übereinandergeklebt, so daß der betroffene Bereich über die Bruststelle hinaus bedeckt ist. Dieser Verband sollte einige Wochen auf der Bruchstelle bleiben.

Wirbelbrüche

Schmerz im Bruchbereich, besonders bei Bewegungsversuch, Bewegungsunfähigkeit der Wirbelsäule, sichtbare Höcker der Wirbelsäule im Bereich des Bruchs, Querschnittslähmung, unwillkürlicher Harn- und Stuhldrang.

Erste-Hilfe-Maßnahme

Flache Rückenlagerung, mit Decken und Kissen möglichst fest abstützen, schneller Transport ins Krankenhaus. Der Verletzte darf sich möglichst wenig bewegen!

Beckenbruch

Beim Beckenbruch die Muskulatur der Beine und Bauchdecke entspannen durch Unterlegen einer Knierolle o. ä. Ansonsten wie beim Wirbelbruch verfahren.

Kopfverletzungen

Gehirn-erschütterung Durch Fall oder Schlag auf den Kopf; Symptome: Übelkeit und Erbrechen, meist nur kurzfristige Bewußtlosigkeit; Gedächtnislücken für die Zeit kurz vor dem Unfall sind recht eindeutige Zeichen einer Gehirnerschütterung.

Maßnahmen Seitenlagerung. Transport ebenfalls in Seitenlage. Striktes Liegen und Ruhe sind sehr wichtig!

Schädel- und Hirnverletzung *Ohne äußere Wunde:* Mehr oder minder tiefe Bewußtlosigkeit, Benommenheit, Schwindel, Übelkeit, Erbrechen, Kopfschmerzen.
Mit äußerer Wunde: Fließt Gehirnwasser oder Blut aus Nase oder Ohren, so ist es ein Zeichen für Schädelbasisbruch oder Verletzung der Hirnhaut.

Maßnahmen Wunde keimfrei verbinden (Kopfverband oder Kopfhaube). Um die evtl. ausgetretene Gehirnmasse ein Ringpolster aus weichem Material legen. Puls und Atmung kontrollieren. Bei Atemstillstand sofort Atemspende. Seitenlagerung. Transport in Seitenlage.

Bauchverletzungen

Sind oft begleitet von schweren inneren Verletzungen. Durch Stoß, Schlag, Quetschungen verursachte Verletzungen der Bauchorgane. Mit oder ohne äußere Wunde.

Besondere Gefahren Innere Verblutung infolge Verletzung großer Blutgefäße oder blutreicher Organe, wie Leber und Milz; Bauchfellentzündung, schwerer Schock.

Erste-Hilfe-Maßnahme Lagerung und Transport in Rückenlage, Knie- und Kopfpolster. Weder essen noch trinken, noch rauchen! Schockbekämpfung. Wunde locker keimfrei abdecken, herausgetretene Eingeweide nicht zurückdrängen, sondern lediglich abdecken. Keine Schmerzmittel. Pulskontrolle. Wärme erhalten, aber nicht künstlich wärmen.

Allgemeine Hitzeschäden

Hitzschlag, Hitzeerschöpfung, Sonnenstich.
Besonders gefährdet sind Kleinkinder, alte Menschen, Hellhäutige, Alkoholiker.
Wärmeabstrahlung der Haut und Atmung hört bei 35,5° C Außentemperatur ganz auf; ab 37,8° C nimmt die Haut sogar Wärme auf. Es entsteht Schweiß- und Verdunstungskälte. In trockener Luft ist die Wärmeabgabe gut, dagegen ist in schwüler Luft, die einen hohen Feuchtigkeitsgehalt hat, die Verdunstung gering. Trockenheißes Klima wird demnach besser vertragen als feuchtwarmes. Bei letzterem Wasserverlust bis zu ½ l pro Stunde, dieser steigt noch wesentlich an bei hoher Luftfeuchtigkeit und Anstrengung. Gleichzeitig hoher Salzverlust (siehe auch ›Salz‹ und ›Akklimatisierung‹).

Hitzschlag Wärmestauung mit plötzlich hohem Anstieg der Körpertemperatur, z. B. wegen ungenügender Schweißbildung oder -verdunstung. Gleichzeitig Hirnschwellung.

Vorboten Plötzliches Nachlassen der Schweißbildung; trockene, heiße Haut, Kopfschmerzen und Schwindel, erhöhte Reizbarkeit.

Anzeichen Anfangsstadium hochroter Kopf, trockene heiße Haut, stark erhöhte Temperatur (rektal zwischen 40 und 42° C), schneller Puls, Verwirrungszustände, Kopfschmerzen, Schwindel, Übelkeit, Erbrechen, auch Krämpfe sind möglich.
Entscheidend für das Erkennen ist die hohe Temperatur. Über 42° C rektal kommt es zu Kreislaufversagen, sog. ›graues Stadium‹.
Unmittelbare Lebensgefahr: Blässe, bläuliche Lippen, schneller, schwacher Puls und Atmung, evtl. Bewußtlosigkeit.

Erste-Hilfe-Maßnahmen Sofort Abkühlungsmaßnahmen: in den Schatten, Kopf und Oberkörper hochlegen, Kleider entfernen. Mit Wasser besprenkeln oder Luft zufächeln.

Nasse Tücher auflegen, besonders auf Kopf und Nacken. Die Temperatur muß so schnell wie möglich unter 40° C gesenkt werden, sonst besteht die Gefahr einer Schädigung des Gehirns. Eventuell kreislaufanregende Mittel geben. Der Betroffene muß mehrere Stunden ruhen, kühle Getränke in kleinen Schlucken bekommen und betreut werden. Bei Bewußtlosigkeit keine Flüssigkeit einflößen. Kommt das Bewußtsein nach o. g. Behandlung nicht zurück, sofort ins Krankenhaus bringen. Es besteht die Gefahr schwerer bleibender Schäden.

Hitzeerschöpfung, Hitzekrämpfe
Anzeichen

Kreislaufversagen infolge von Wasser- und Salzverlust durch Hitzebelastung.
Blässe, hochgradige Schwäche, kalter Schweiß, Frösteln, Ohnmacht, schneller, schwacher Puls, normale oder geringe Temperatur. Eventuell Brechreiz, Erbrechen, Muskelkrämpfe. In schweren Fällen mit tiefer Bewußtlosigkeit ist die Unterscheidung gegenüber dem ›grauen Stadium‹ des Hitzschlags nur durch Fiebermessung möglich. Lebensgefahr!

Erste-Hilfe-Maßnahme

Flache Lagerung im Schatten und Zudecken bei Frösteln. Nach dem Erwachen Salzwasser (1 l mit 2 Teelöffel Salz) zu trinken geben. Seegrastabletten, eventuell zerstoßen in Wasser, und Kreislaufmittel eingeben. Der Betroffene soll noch mindestens einen Tag ruhen. Blütenpollen und Kelp zur Nachbehandlung geben.

Sonnenstich

Er entsteht durch direktes Einwirken der Sonne auf den unbedeckten Kopf. Die Strahlung verursacht eine Reizung der Hirnhäute mit Kopfschmerzen, Schwindel, Übelkeit, Erbrechen, Nackensteifheit. Bei starkem Vorwärtsbeugen des Halses treten Schmerzen in Nacken und Kopf auf. Schnellerer Puls und beschleunigte Atmung. Bei leichtem Sonnenstich können nachts Schlafstörungen und innere Unruhe auftreten. Schwere

	Fälle mit Fieber, Bewußtlosigkeit und Krämpfen sind möglich. Der Sonnenstich ist dann kaum von einem Hitzschlag zu unterscheiden.
Maßnahmen	Wie beim Hitzschlag. Schatten, kalte Umschläge auf Kopf und Nacken. Schwere Fälle ins nächste Krankenhaus fahren.
Vorbeugung	Immer eine Kopfbedeckung tragen und sich langsam an die Hitze gewöhnen.

Allgemeine Kälteschäden

Unterkühlung	Sie erfolgt in erster Linie durch längeren Aufenthalt im Wasser, durch längeres Herumlaufen in nasser Kleidung (durchgeregnet, ins Wasser gefallen). Der Wärmeentzug durch Wasser ist höher als durch Luft, somit erfolgt hier eine Unterkühlung rascher. Kritische Grenze ist eine Wassertemperatur von 18 bis 20° C, Wassertemperaturen von 5° C jedoch werden kaum länger als eine bis eineinhalb Stunden überlebt, je nach der körperlichen Konstitution.
Anzeichen	Frieren, Gänsehaut, Kälteschauer, Zittern, Blässe, blau-rot-gefleckte oder grau-bläuliche Verfärbung der Haut, Blutdrucksenkung, flacher Atem, Bewußtseinstrübung.

Mit zunehmender Unterkühlung wird die Haut totenblaß oder bläulich schimmernd. Anfängliche Kälteschmerzen weichen zunehmender Empfindungslosigkeit und Kältestarre der Muskulatur, die sonst eine wirksame Kälteabwehr durch Bewegung verhindert. Der Unterkühlte bekommt starke Schlafneigung, abnehmendes Sehvermögen, Sinnestäuschungen. Er ist verloren, wenn keine Hilfe kommt. Schlafende Unterkühlte können aufgeweckt werden. Unter 31° C Körpertemperatur geht der Schlaf jedoch in tiefe Bewußtlosigkeit über. Langsamer Puls, unregelmäßig und schwach. 6 bis 8 Atemzüge pro Minute. Tod durch Atem- und Herzstillstand (›Weißer Tod‹).

Maßnahmen	Rasche Erwärmung. Bei nicht meßbarer Rektaltemperatur oder bei bereits eingetretener Verlangsamung oder Unregelmäßigkeit von Puls und Atmung ist ein heißes Vollbad erforderlich (37° bis 40° C ansteigend), bis der Betroffene erwacht. Das Bad heiß halten − nicht abkühlen lassen. Notfalls ins warme Bett legen mit vielen Wärmflaschen (alle möglichen Arten an Flaschen und Behältern mit heißem Wasser füllen, eventuell Steine im Lagerfeuer erhitzen und in Tücher wickeln etc. ...). Eine wirkungsvolle Erwärmung ist notwendig. Das Blut muß so kräftig erwärmt werden, daß das zur Körpermitte fließende Blut nicht Kälte, sondern Wärme mitnimmt. Durch vorzeitige Hautdurchblutung, wie z. B. Frottieren, Massieren, wird kaltes Blut von der Haut ins Körperinnere transportiert und kühlt den Körperkern rasch ab (Leber!). Deshalb ist ein sofortiges Vollbad am besten.
Heiße Getränke	Heiße Getränke mit Honig, Traubenzucker oder Zucker schluckweise verabreichen. Nur bei Bewußtsein! Es besteht erhöhter Energiebedarf. Zusatzwärme. Bei Körpertemperatur unter 33° C und bei Bewußtlosigkeit sofort ins Krankenhaus transportieren.
Erfrierungen	In entsprechenden Kältezonen, bei Bergtouren, auch nasser Kälte, sind Erfrierungen möglich. Besonders betroffen sind abstehende Körperteile: Nase, Ohren, Hände, Füße. Bei Erfrierung wird durch Kälte die allgemeine Blutzirkulation vermindert (Durchblutungsstörung).
Anzeichen	Zuerst blaß, geschwollen, gerötet, Schmerzen; eventuell Blasen- oder Geschwürbildung. Zuletzt Blaurotfärbung (Lähmung der Hautblutgefäße) und Gefühlsverlust. Ist der ganze Körper von Erfrierung betroffen, kommt es zu starkem Schlafbedürfnis und zu Bewußtseinstrübung, schließlich zum Scheintod − und dann zum wirklichen Tod.

Maßnahmen	Erfrorenen nicht gleich ins warme, sondern ins langsam erwärmte Bett legen. Wenn er/sie schlukken kann, zur Herzbelebung Kaffee geben. Erfrorene vorsichtig anfassen, damit deren Glieder keinen Schaden erleiden. Wenn möglich, kalte und lauwarme (Steigerung in heiße) Wechselbäder. Unbedingt Nikotin vermeiden! Das Zusammenziehen der Blutgefäße verstärkt sich sonst. Erfrierungen an Nase und Ohren mit wechselnden kalten und warmen Auflagen behandeln. Leichte Erfrierungen, die kurze Zeit dauerten, können durch Wechselbäder schnell wieder durchblutet werden. Kribbelgefühl, Juckreiz oder leichte Schmerzen sind erste Anzeichen der Wiederdurchblutung.
Frostbeulen	Treten meist an Füßen, aber auch an Händen, Nase, Ohren auf. Die Haut ist entzündlich angeschwollen, verfärbt sich blau-rot, juckt und schmerzt. Behandlung mit Wechselbädern. Eventuell Frostsalbe. Nachbehandlung mit pflegenden Salben wie Beinwellsalbe.

Höhenkrankheit

Je höher man kommt, desto weniger Sauerstoff ist vorhanden. Komplikationen und Mangelerscheinungen können auftreten ab ca. 1500 Meter, meist erst über 3000 Meter. In der Regel aber nur, wenn man plötzlich in solche Höhenlagen kommt (z. B. per Flugzeug in hochgelegene Städte, was besonders in Südamerika möglich ist). Erkrankung an Sauerstoffmangel wird außerdem begünstigt durch: Körperanstrengung (z. B. Bergsteigen), Temperaturschwankungen mit viel Luftfeuchtigkeit, schwache Konstitution und schlechte Allgemeinverfassung sowie falsche Ernährung. Gibt man sich Zeit zum Eingewöhnen, paßt der Körper sich normalerweise an die veränderten Sauerstoffverhältnisse an. Er produziert mehr rote Blutkörperchen, wodurch eine bessere Ausnutzung des Sauerstoffs möglich ist. Vor einer Bergtour sollte der Magen nicht mit viel Nahrung belastet werden. Nikotin und Alkohol vermindern die Sauerstoffversorgung des Blutes. Genügend Schlaf. Viel Eingewöhnungszeit (Pausen) einplanen. Überanstrengung vermeiden. Krankheitszeichen treten meist erst nach Überwindung kritischer ›Höhepunkte‹ auf.

Anzeichen	Kopfschmerzen, Schwindel, Schwäche, Unwohlsein, Übelkeit, Müdigkeit, Atembeschwerden, Blässe, schneller Puls, Herzbeschwerden sind möglich. Später können Ohrensausen, Seh- und Hörstörungen, Rötung des Gesichts, Appetit- und Schlaflosigkeit, Erbrechen, Muskelschwäche, Bewußtseinstrübung auftreten.
Maßnahmen	Bei leichten Formen können Tiefenatmungsübungen im Sitzen hilfreich sein. Tief ein- und ausatmen. Nicht hecheln. Ruhen. Keine körperliche Anstrengung. Abstieg.

In schweren Fällen muß der Betroffene in ein Krankenhaus gebracht werden, weil er dringend Sauerstoffzufuhr benötigt.

Lungenödem	Im Zusammenhang mit Höhenkrankheit kann in großen Höhen (über 3000 Meter) das Lungenödem als Komplikation auftreten. Es wird begünstigt durch Kälte und körperliche Anstrengung.
Anzeichen	Höhenkrankheitssymptome, zusätzlich Reizhusten, blasse oder bläuliche Fingernägel und Lippen. Eventuell schaumiger Auswurf, der mit Blut durchsetzt sein kann. Hier muß sofort etwas unternommen werden. Sauerstoffzufuhr ist nötig.
Erste Maßnahmen	Oberkörper hochlagern, Bettruhe. Transport in niedere Höhenlagen verschafft bereits Linderung. Arzt aufsuchen wegen Sauerstoffzufuhr. Herzstärkungsmittel verabreichen. Nierenmittel, weil meist auch der Abgang von Urin gering ist.
Verbrennungen	siehe unter ›Hauterkrankungen‹.

Verätzungen

Das sind Gewebestörungen durch Laugen und Säuren. Die Hautschäden sind Verbrennungen ähnlich. Auch hier gibt es 3 Verätzungsgrade.

Maßnahmen Sofort gründliches Abspülen unter viel fließendem Wasser. Keimfrei verbinden. Blasen nicht öffnen. Bei *Augen-Verätzungen* ebenfalls ausspülen – 15 Minuten unter Offenhalten des schmerzverkrampften Lids spülen, damit alles entfernt wird. Das Spülwasser soll handwarm sein. Augentropfen oder Kamille verabreichen. *Getrunkene Ätzflüssigkeit* nicht erbrechen, statt dessen reichlich Wasser in kleinen Schlucken zu sich nehmen (Verdünnungseffekt).

Nasenbluten

Bei leichtem *Nasenbluten:* Hinsetzen, Kopf zurücklegen, kalten Umschlag in Nacken und auf die Stirn legen. – Bei starker Blutung: den Kopf leicht nach vorne überbeugen, Stirn in die Hände stützen, einen Arzt holen

Wespenstich im Rachen Eis lutschen. Das vermindert die Gefahr des Anschwellens und somit der Atemnot.

Epileptischer Anfall

Dergleichen äußert sich in plötzlichem Umfallen, Zuckungen, Muskelkrämpfen, eventuell Schaum vorm Mund oder Blaufärbung des Gesichts.
Verletzungen sind durch Hinfallen möglich. Man muß dem Betroffenen Platz schaffen, darf ihn nicht festhalten! Einen Mundkeil gegen Zungenbiß anbringen – wenn's geht. Atem und Puls kontrollieren. Beengende Kleidung lockern. Kopf seitlich lagern. – Diese Art Krampfanfälle können auch im Zusammenhang mit Hirnhautentzündung auftreten. Man muß die Ursache klären.

Pulsfühlen

Der normale Pulsschlag eines Erwachsenen beträgt pro Minute 60 – 80 Schläge. Puls fühlen mit 3 Fingern: Pulszahl, schnell oder langsam, kräftig, schwach, kaum fühlbar. Wiederholte Pulskontrolle. Verschlechterung oder Verbesserung des Pulsschlages.

Zahnschmerzen

Sie sind meist ein Alarmsignal für bereits entstandenen Schaden am Zahn, der nur noch vom Zahnarzt behoben werden kann. Das kann Karies unter einer alten Füllung sein, oder ein neues Loch hat sich aufgetan. Auf Reisen sind Zahnschmerzen noch unangenehmer, weil nicht immer ein Zahnarzt in der Nähe ist, und wenn, ist dieser kaum so gut ausgestattet, wie von zu Hause gewohnt. Hier muß je nach Fall und Situation erwogen werden, ob eine schlichte Überbrückung der Schmerzen fürs erste ausreicht. Falls man eh vorhat, bald nach Hause oder in andere, zivilisiertere Gegenden zu fahren, und die Schmerzen können erträglich gehalten oder ganz eingedämmt werden, ist es sicher vorzuziehen, mit der Sanierung zu warten. Sollten die Schmerzen für eine Zeitlang weggeblieben sein, darf man trotzdem nicht vergessen, bei der nächsten Gelegenheit nachsehen zu lassen!

Behandlung — Leichtere Zahnschmerzen können bereits mit Nelkenöl (getränkten Wattebausch auf die schmerzende Stelle legen oder auf einer Gewürznelke herumkauen) eingedämmt werden. Weiterhin hilft: Propolis-Tinktur, JHP-Öl, Pfefferminzöl, Tigerbalm, Knoblauch, Eisbeutel, Spilanthes-Tinktur. Außerdem kann hier Fußreflexzonenmassage lindernd wirken, indem die entsprechenden Punkte der Zähne an den Zehen der Füße massiert werden (siehe FRM-Tabelle). Ist eine Zahnfüllung herausgefallen, pinsele das Loch mit Nelkenöl oder Propolis aus und mache dann eine Notfüllung, bis der nächste Zahnarzt gefunden werden kann.

Gegen die Schmerzen helfen Petasites-Tropfen, Aspirin oder ein anderes Schmerzmittel.

Zahnfleischentzündung

Verschiedene Ursachen kommen dafür in Frage. Oftmals ist es Vitamin-C-Mangel. Das geht nicht selten mit einer Erkältung einher; aber auch schlechte Zahnpflege und ungenügendes Kauen können der Grund sein. Bei gleichzeitigem Zahnfleischbluten kann es sich um eine beginnende Parodontose handeln. Dafür sind Ernährungs- und Zahnpflegefehler verantwortlich. Auf Reisen treten bei manch einem Entzündungen des Zahnfleisches in der Eingewöhnungsphase in den Tropen auf. Gerade in solch einer Situation ist es wichtig, daß man die Zähne zunächst einmal mit abgekochtem Wasser putzt. Im Wasser können sich Bakterien befinden, die Zahnfleischentzündungen begünstigen. Diese Erfahrung mußte ich auch einmal machen, als ich im Winter nach Sri Lanka flog. Ich putzte meine Zähne mit Wasser direkt aus der Leitung und hatte zwei Tage später eine Entzündung, verbunden mit heftigen Kopfschmerzen.

Behandlung Mit Propolis und/oder Spilanthes-Tinktur einpinseln. Anwendung von Milchsäure und Echinacea-Tinktur ist möglich. Tritt keine Besserung ein, helfen Antibiotika.

Reaktionen des Körpers (Symptome)

In diesem Abschnitt werden einige der häufigsten Krankheitsanzeichen einzeln näher beschrieben. Dies kann als Hilfe zur Feststellung der möglicherweise zugrunde liegenden Erkrankung (Ursache) dienen. Siehe dazu auch die in Frage kommenden Krankheitsbilder. Selbstverständlich besteht oft nur eine grobe Zuordnungsmöglichkeit. Im Zweifelsfalle sollte man eine Diagnose vom Arzt stellen lassen. Die aufgeführten Anzeichen stehen meist nicht als Krankheit für sich allein, obwohl bei einigen jeweils allgemein spezifische Behandlungshinweise gegeben werden. Diese Behandlungsmöglichkeiten beschränken sich auf das jeweilige Symptom. Beachte, ob noch weitere Anzeichen da sind!

Diagnose-Hilfen im Notfall können Fußreflexpunkte und Schnellteststäbchen (N-Multistix) zur Urinuntersuchung sein, falls man diese dabeihat.

Bauchschmerzen (engl. stomach ache)

Für Bauchschmerzen gibt es viele Gründe, auf die hier im einzelnen gar nicht eingegangen werden kann. Hier können nur einige Anhaltspunkte gegeben werden für die örtliche Bestimmung von plötzlich auftretendem Bauchweh. (Siehe Grafik Seite 132.) Allerdings muß darauf hingewiesen werden, daß Störungen mancher Organe an anderer Stelle Schmerzen zeigen.

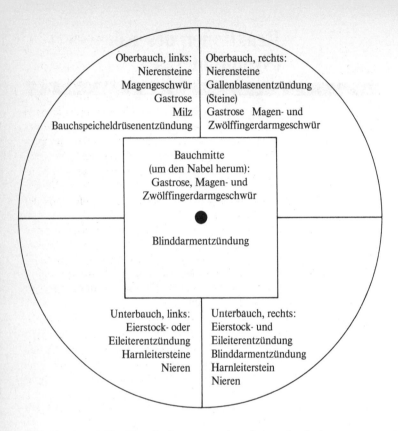

Oberbauch, links:
Nierensteine
Magengeschwür
Gastrose
Milz
Bauchspeicheldrüsenentzündung

Oberbauch, rechts:
Nierensteine
Gallenblasenentzündung
(Steine)
Gastrose Magen- und
Zwölffingerdarmgeschwür

Bauchmitte
(um den Nabel herum):
Gastrose, Magen- und
Zwölffingerdarmgeschwür

Blinddarmentzündung

Unterbauch, links:
Eierstock- oder
Eileiterentzündung
Harnleitersteine
Nieren

Unterbauch, rechts:
Eierstock- und
Eileiterentzündung
Blinddarmentzündung
Harnleiterstein
Nieren

Kopfschmerzen (engl. headache)

Eine Vielzahl von Ursachen kann Kopfschmerzen hervorrufen. Oft treten sie zusammen mit Infektionskrankheiten, auch Erkältung und Grippe, allgemeinem Erbrechen und Durchfall oder bei zuviel Sonne auf unbedecktem Kopf (Sonnenstich), bei Menstruation und vielem mehr auf. Hier sind kühle Umschläge auf die Stirn und den Nacken lindernd, Stirn und Nacken mit JHP-Öl, Tigerbalm o. ä. einreiben oder auch inhalieren. Nacken- und Schultermassage hilft vor allem bei Schmerzen im Hinterkopf. Ganzrückenmassage oder

	Fußreflexzonenmassage wirkt beruhigend. In
Entspannungs- übung	manchen Fällen kann eine Entspannungsübung hilfreich sein: entspannt hinlegen, sich gehenlassen, sich entspannen (notfalls im Sitzen). Augen schließen und ruhig und tief durchatmen. Währenddessen mit Daumen und Zeigefinger die Nase entlang massieren, für einige Minuten. Und/oder in gleicher Weise mit den Daumenspitzen die Stirn massieren. Zwischendurch Pausen machen, Augen öffnen, ruhig atmen. Beliebig lange wiederholen.

Bei starken Schmerzen Petasites-Tropfen aus der Reiseapotheke.

Halten Kopfschmerzen längere Zeit an oder treten immer wieder auf, muß die Ursache herausgefunden werden. Häufig sind Störungen im Darm oder in einem anderen Verdauungsorgan, die selbst nicht unbedingt spürbare Beschwerden machen, dafür verantwortlich.

Migräne
Wer unter Migräne leidet, sollte mit einem guten Arzt oder Heilpraktiker zusammen die Ursache finden. Es gibt wirksame homöopathische Mittel. Chemische Medikamente sind meist unnötig.

Bei hartnäckigen Kopfschmerzen ist es durchaus vertretbar, einmal ein Aspirin zu nehmen, bevor einen die Schmerzen zu sehr zermürben, das aber nur zur Überbrückung, nicht regelmäßig!

Fieber (engl. fever)

Fieber ist eine Reaktion des Körpers auf Störungsfaktoren und Krankheitserreger. Bei fast allen Infektionskrankheiten durch Bakterien, Viren und Parasiten tritt Fieber auf, des weiteren bei Vergiftungen, Stoffwechselkrankheiten, Tumoren. Der erhöhte Verbrennungsprozeß, den wir Fieber nennen, entsteht als körpereigenes Abwehrmittel gegen unerwünschte Einflüsse. Unabhängig davon, daß die Ursache dafür unter Beachtung

Keine Fiebersenkung durch Chemotherapeutika!

weiterer Symptome geprüft werden muß, soll Fieber mit chemischen Medikamenten nicht unterdrückt werden, es sei denn, die Temperatur steigt höher als 40° C. Laut Deutscher Arzneimittelkommission ist Fieber bis zu 41° C zwar unangenehm, aber nicht gefährlich, wenn der Körper nicht durch andere Krankheiten geschwächt ist (Herz-Kreislauf- oder Stoffwechselstörungen). Wird eine Fiebersenkung zu früh vorgenommen, wird der Körper daran gehindert, Giftstoffe zu verbrennen. Im ungünstigsten Falle kann sich die Temperatur sogar unter normal senken! Man kann Fieber auch als körpereigenes Heilmittel bezeichnen! Darum ist es gut, wenn jemand überhaupt Fieber entwickeln kann. Steigt das Fieber sehr hoch, ist es besonders wichtig, dem Kranken zu helfen, die Giftstoffe abzuleiten und auszuscheiden.

Die Körpertemperatur schwankt normalerweise beim gesunden Menschen während des Tages um 1° C; morgens ist sie niedriger als abends. Äußere Einflüsse, wie Anstrengung oder die Umgebung, bringen weitere Verschiebungen der Temperatur mir sich. Außerdem unterscheidet sich die Temperaturmessung im Mund, im After und unter der Achsel. Mißt man den normalen Mittelwert 37° C im Mund, so ist er im Darm um 0,5° C höher und unter der Achsel 0,5° C tiefer. Also sollte man immer an der gleichen Stelle die Temperaturmessung vornehmen!

Krankheiten, bei denen in der Regel Fieber auftritt

Malaria (mit Schüttelfrost), Schlafkrankheit, Chagaskrankheit, Bilharzia, Elephantiasis, Pocken (mit Frösteln), Pest (mit Schüttelfrost), Maltafieber (mit Schüttelfrost), Zeckenbißfieber, Fleckfieber, Rückfallfieber, häufig bei Grippe; etwas Fieber ist bei Bazillenruhr möglich; bei Amöbenruhr nie!

Ungefährliche Fieberkrankheiten sind: Rückfallfieber, Siebentage- oder Denguefieber, Pappataci- oder Dreitagefieber.

Fieberbläschen	können auf der Lippe oder im Genitalbereich erscheinen, aufbrechen und Schorf bilden. Sie heilen nach 1–2 Wochen.
	Ein Stück Eis aufzulegen, könnte die Heilung beschleunigen. Eventuell Saft von bitteren Heilpflanzen, Alaun oder Kampfer einnehmen. Keine Medikamente nehmen! Lymphknoten könnten anschwellen, dann meist am Hals. Ansonsten heilen Fieberbläschen problemlos ab.
Behandlung	Da Fieberkranke in der Regel keinen Hunger haben, wird es nicht schwerfallen, auf *Eiweißnahrung* zu verzichten; sie würde den Körper unnötig belasten. Der Durst wird stark sein, und es ist gut und wichtig, viel zu trinken, um auch so Giftstoffe auszuschwemmen. Wenn möglich, ist es gut, schwarzen Johannisbeer- und Heidelbeersaft, Karotten- oder Pampelmusensaft (möglichst frisch gepreßt) zu trinken, weil diese Säfte günstig auf die *Leber* wirken. Da die Leber wesentlich an der Entgiftung mitwirkt, ist es wichtig, dieses Organ zu unterstützen. Gleichermaßen muß auch für die *Nieren* gesorgt werden. Verdünnte Säfte und Milchsäure, Kräutertees trinken.
Verstopfung	Falls Verstopfung vorliegt, muß unter allen Umständen dagegen etwas unternommen werden. Zuerst sollte man es mit leicht abführenden Mitteln versuchen: roher Kohlsaft, eingeweichte Feigen samt Wasser, Leinsamen, Zitronellensaft (evtl. mit Mineralsalz), Aprikosen führen sanft ab wie auch Papain-Tabletten und Faulbaumrinde. Evtl. Einläufe machen. Heiße Bauchwickel oder eine Bauchmassage in Uhrzeigerrichtung (Verlauf der Gedärme) ist hilfreich.
	Durch *Schwitzen* werden viele Giftstoffe über die Haut abgeleitet. Heiße Wickel und Decken unterstützen das Schwitzen. Bei einer Gallenblasenentzündung werden kalte Wickel angewendet. Kurzfristig kalte Wickel fördern die Durchblutung und können deshalb bei hohem Fieber günstig sein. Aber Achtung: Es besteht Erkältungsgefahr! Er-

Tee zum Schwitzen

kältung muß vermieden werden! Keine Zugluft! Kommt kein rechtes Schwitzen zustande, kann Holunder- oder Lindenblütentee oder Zitronensaft, in Wasser verdünnt, helfen. − Vielleicht auch kalte Wadenwickel; die Füße dürfen jedoch nicht kalt sein. Vieles Schwitzen schwächt, darum auf jeden Fall ruhen und viel schlafen.

Wenn das Fieber aus irgendeinem Grunde noch *aufrechterhalten* werden soll, benötigt der Organismus Kohlehydrate in Form von Zucker. Traubenzucker und Honig eignen sich gut; besonders bei geschwächtem Herzen ist Honig ein gutes Stärkungsmittel.

Wichtig ist frische Luft *(Sauerstoffzufuhr)*. Den Kranken gut zudecken, aber für Durchlüftung des Raumes sorgen. Zwischendurch öfter Abwaschungen und Wechsel von Wäsche.

Wenn Hungergefühle kommen, sollte man mit leichter Kost wie frischen Früchten und Rohkostsalaten beginnen.

Verdauungsstörungen

Auf der Reise treten nicht selten − gerade zu Beginn − Verdauungsstörungen auf. Der Organismus ist in seinem Rhythmus gestört; er muß sich erst an das Klima, das andere Essen, den häufigen Ortswechsel gewöhnen. − Im heißen Klima produziert der Magen kaum Verdauungssäfte. Scharfe Gewürze regen diese Tätigkeit an. Papayakerne, -blätter oder -Tabletten unterstützen sehr gut die Verdauungstätigkeit. Werden Kelp, Hefe und Blütenpollen regelmäßig eingenommen, dürfte es kaum zu Störungen kommen; denn alle drei Mittel wirken regulierend auf den Verdauungstrakt.

Verstopfung

Tritt nun Verstopfung (engl. constipation) auf, können die genannten Mittel verstärkt eingesetzt werden. Gleichzeitig kann die Darmtätigkeit gut mit einer *Bauchmassage* angeregt werden. Dazu wird mit der Faust unter leichtem Druck den Darm entlang massiert. Beginne rechts unten am Bauch und ende am Darmausgang (Uhrzeigersinn). Gleiches kann mit Fußreflexzonenmassage gemacht werden. Wiederhole das etwa 10×. Danach lege die Hand flach auf den Bauch und lasse sie ein Weilchen darauf vibrieren, so daß der Bauch wackelt. Danach kann es zu einer spontanen Darmentleerung kommen.

Folgende *Übung* ist hilfreich: Bequem hinstellen und die Hände auf die Knie stützen; tief ein- und ausatmen, zwischen dem Atmen den Bauch mehrmals einziehen und herausdrücken. Wiederhole das 10×.

Andere Hilfsmittel	Eingeweichte Feigen, Pflaumen, Leinsamen samt Wasser morgens nüchtern zu sich nehmen. Auch lauwarmes Wasser mit oder ohne Milchsäure hilft. Traubensaft, Zitronellensaft (mit Mineralwasser), Kohlsaft helfen ebenso wie Einläufe. Man kann auch ein kleines Stückchen Seife abschneiden und in den After einführen.
In hartnäckigen Fällen	helfen Faulbaumrinde oder Sennesblätter. Weiterhin besteht die Möglichkeit, daß eine ernsthafte Erkrankung vorliegt.

Sind weitere Symptome da? Wechseln Verstopfung und Durchfall ab? (Sennesblätter und Faulbaumrinde sowie andere starke Abführmittel können ebenfalls Durchfall erzeugen, wenn sie zuviel und zu oft genommen werden.) Können Amöbenruhr, Spulwürmer oder die Hakenwurmkrankheit dafür in Frage kommen?

Durchfall (engl. diarrhoea) oder ›Montezumas Rache‹

Durchfall ist auf Reisen keine Seltenheit und kommt häufig in der Anfangszeit sozusagen als Umstellungsreaktion des Darms vor. Der muß sich mit fremden Bakterien, die nicht unbedingt

Krankheitserreger sein müssen, auseinandersetzen, mit der Klimaumstellung, mit fremder Umwelt oder ungewohntem Essen.
Weitere Gründe für einen akuten Durchfall können sein:

das Trinken von verunreinigtem Wasser (sehr häufig der Fall);
verdorbene oder vergiftete Nahrungsmittel (siehe auch unter ›Lebensmittelvergiftung‹);
Unverträglichkeit bestimmter, auch ungewohnter Nahrung;
eiskalte Getränke und Speisen;
Genuß von unreifen Früchten oder fettigen Speisen;
Nebenwirkungen bestimmter Medikamente wie Penicillin;
leicht giftige bis giftige Pflanzen;
verdauungsfördernde Medikamente.

Symptome	Meist setzt als erstes Anzeichen der Krankheit ein ›Bauchgrummeln‹ mit ziehenden Schmerzen bis zu Krämpfen und heftigem Durchfall ein. Häufige dünnflüssige Stuhlentleerung ohne Blutbeimengung tritt auf. Die Körpertemperatur übersteigt 38° C allerdings nicht. Mattigkeit, Erschöpfung durch Flüssigkeitsverlust. Kreislaufstörung und sogar Kollaps sind möglich.
Behandlung	Es ist wichtig, den Darm zuerst leerlaufen zu lassen. Auf keinen Fall soll sofort darauf hingewirkt werden, daß er sich gleich wieder beruhigt. Der Durchfall ist als Abwehrreaktion des Körpers auf Schadstoffe ein begrüßenswerter Vorgang. Er könnte sogar noch mit milden Abführmitteln unterstützt werden, sofern der Wasserverlust nicht zu hoch ist.

Reichlich Flüssigkeitszufuhr — vorzugsweise Kräutertees oder abgekochtes Wasser mit Milchsäure — sind nützlich. Kohletabletten zerkaut oder in Flüssigkeit helfen. Okoubaka D4 hat sich bei Durchfall und Darmverstimmung bewährt. Es ist auch vorbeugend zu empfehlen für Leute, die anfällig sind. – Sobald sich wieder Appetit einstellt, ist die Vermeidung von Zucker und Süßkram, gekochtem Obst und Weißmehlprodukten wichtig, weil sie das Gedeihen von schädlichen Bakterien begünstigen. Günstig ist es, zunächst einmal reife Bananen und Papayafrüchte (und vorsichtshalber gleich ein paar Kerne!) zu essen. Danach vollwertige reizstoffarme Nahrung und Bettruhe!

Zur Linderung der Bauchschmerzen dienen feuchte Wärmeanwendungen. Vor allem bei heftigem und länger anhaltendem Durchfall entsteht ein hoher Kaliumverlust.

Kelp (Seegras) hilft, das Nötigste zurückzuführen, und hilft dem Dickdarm, wieder ins Gleichgewicht zu kommen.

Dauert ein Durchfall länger als 3 Tage, kann es zu einer chronischen Darmentzündung kommen. Wenn der Durchfall zu heftig ist, kann es zu Austrocknung (hoher Flüssigkeitsverlust) und Kreislaufkollaps kommen.

Stopfmittel

Tormentilla (Blutwurz) ist ein gutes Stopfmittel bei Durchfall; gleichzeitig macht es einige Bakterien unschädlich. – Weitere Mittel: Okoubaka D4. Bei Bauchkrämpfen Petasites-Tropfen einnehmen. Den Kreislauf mit Weißdorn-Tropfen unterstützen.

Helfen die angegebenen Mittel nicht, weil sie immer wieder ausgeschieden werden, muß ein Arzt aufgesucht werden.

Krankheiten, bei denen *immer* auch Durchfall auftritt:

Amöben- und Bazillenruhr, Cholera, Lebensmittelvergiftung, Typhus und Paratyphus.

Krankheiten, bei denen *häufig* auch Durchfall auftritt:

Bilharzia, Wurmkrankheiten, Trichinose, Darmschleimhautentzündung, Malaria. Bei Grippe ist ein milder Durchfall möglich.

Erbrechen (engl. vomiting)

Mitunter ist eine mehr oder minder harmlose Magen-Darm-Verstimmung die Ursache, hervorgerufen durch unverträgliche, ungewohnte oder verdorbene Nahrung, zuviel Alkohol oder Nikotin. Nicht selten tritt Erbrechen, ähnlich wie Durchfall, in der Anfangszeit als eine Art Umstellungssymptom auf. Begleiterscheinungen sind meist: Unwohlsein, Schwächegefühl, Blässe, schnellerer Herzschlag ... Sehr oft ist Erbrechen allerdings ein Symptom für eine Reihe von unterschiedlichen Erkrankungen: Infektionskrankheiten aller Art, Hirnhautentzündung, Gehirnerschütterung, Sonnenstich, Blinddarmreizung. Auch bei Schwangerschaft, psychischer Belastung, Streß oder Migräne kann es zu Erbrechen kommen. Ebenso bei Mandel- und Ohrenentzündung, Blasenentzündung, Verstopfung und Lebensmittelvergiftung. Vor allem, wenn gleichzeitig Fieber vorhanden ist, liegt der Verdacht nahe, daß es sich nicht um eine harmlose Unverträglichkeit handelt. *Sind weitere Symptome da?* Bei Unsicherheit Arzt aufsuchen! Verdächtig ist, wenn das Erbrechen nach 24 Stunden nicht aufhört! Ständiges und viel Erbrechen kann auf längere Zeit gefährlich werden. Besonders bei gleichzeitigem Durchfall — Austrocknungsgefahr (Dehydration) — besteht dann ebenso die Gefahr einer Kreislaufstörung oder eines Kollapses.

Behandlung

Harmlosem Erbrechen, also ohne schwerwiegende Ursachen, kann mit Kamillentee oder anderen beruhigenden Tees, mit abgekochtem Wasser, verdünnter Milchsäure oder Kamillosan begegnet werden. Viel Flüssigkeitsaufnahme ist nötig. Nichts essen, solange der Brechreiz heftig ist. Später evtl. ein Stück Knäckebrot, Zwieback, Banane oder eine Papaya; möglichst Sachen, die neutral im Geschmack sind. Verträglichkeit beachten. Bei Erschöpfung hinlegen, Oberkörper halb aufgerichtet, nicht flach hinlegen. Bei Krämpfen und Koliken Petasites-Tropfen oder Belladonna homöopathisch einnehmen. Wärmflasche oder feuchtheiße Bauchwickel oder Okoubaka D4 helfen. Nach Beruhigung des Brechreizes Kelptabletten, um den Mineralsalzverlust wieder auszugleichen. Auch Blütenpollen sind nützlich.

Achtung Bei starkem Erbrechen (evtl. mit Durchfall), das länger andauert, kann es durch den starken Flüssigkeits- und Salzverlust zu Atembeschwerden, Kreislaufkollaps und Muskelkrämpfen kommen. Da in solch einem Fall Medikamente und Flüssigkeit nicht im Körper gehalten werden können, muß die Krankheit vom Arzt mit Infusionen behandelt werden.

Kreislaufkollaps
(engl. collapse of circulation)

Zu einem Kollaps kann es einerseits durch hohen Flüssigkeitsverlust (bedingt durch starke häufige Durchfälle und Erbrechen), andererseits durch mangelnde Durchblutung des Gehirns, wie bei zu langem Stehen in der Hitze, kommen. Zugrunde liegende Erkrankungen von Herz und Kreislauf, des Nervensystems, auch eine Schwangerschaft sind möglich.

Anzeichen Plötzliches Schwächegefühl, kraftlos, Blässe, Unwohlsein und Übelkeit, evtl. Schwindelgefühl, Schweißausbruch.

Behandlung In den Schatten legen, Beine hochlagern, starken Kaffee trinken, Kreislaufmittel. Ursache klären.

Brennen beim Wasserlassen

Diese Begleiterscheinung haben fast alle Erkrankungen der Harnorgane (Nieren, Blase, Harnleiter). Meist besteht dann auch der Drang, oft zu pinkeln. Die Krankheit äußert sich in ziehendem oder schneidendem Schmerzempfinden im Unterbauch, in Brennen auch nach dem Pinkeln. Mögliche Ursache ist eine Harnleiterentzündung. Im Zusammenhang mit einer Erkältung kann der Harnleiter kurzfristig entzündet sein. Diese Form verschwindet innerhalb weniger Tage. Im Zusammenhang mit Tripper gilt zu prüfen: Ist auch eitriger Ausfluß da? Nieren- oder Nierenbeckenentzündung, Blasenentzündung, Blasenbilharziose. Siehe jeweils dort. Ursache muß herausgefunden und behandelt werden! Unabhängig davon ist Wärme hier immer gut.

Gelenkschmerzen (engl. jointpain)

Derartige Schmerzen können bei folgenden Erkrankungen auftreten: Grippe, Ruhr, Tripper (Gonorrhöe), Syphilis, Tuberkulose, Maltafieber, Typhus, Hepatitis, Gicht, Scharlach, (Gelenk-)Rheuma. Siehe dort.

Überbeanspruchung durch einseitige Bewegungsvorgänge (z. B. stundenlanges Äpfelpflücken, Schreibmaschineschreiben, Rudern, Wandern, Tennisspielen u. a.) kann bei den jeweils betroffenen Gelenken eine *Schleimbeutelentzündung oder Sehnenscheidenentzündung* hervrorrufen. Die betroffenen Gelenke schmerzen, eingeschränkte Beweglichkeit tritt auf. Die Schleimbeutel (am Knie oder Ellenbogen) können sichtbar anschwellen oder gerötet sein.

Behandlung Ruhigstellen, warme Umschläge. Nach Möglichkeit Glieder hochlagern. Mit Pfefferminzöl, JHP-Öl oder Beinwellsalbe die Gelenke regelmäßig leicht einreiben.

Bei Sehnenscheidenentzündung mit Wasser verdünnte Arnikaverbände oder -Wundtücher auflegen, dazu einen elastischen Verband. Wenn die Schmerzen weniger werden, langsam wieder mit Bewegung beginnen. Mit Beinwellsalbe einreiben.

Bei genügender Ruhigstellung klingt die Entzündung in der Regel nach einigen Tagen ab. Wird die Ruhigstellung vernachlässigt, kann es länger dauern oder gar chronisch werden.

Blut im Urin

Die Ursache ist hierfür meist eine Erkrankung der Harnorgane (Nieren, Blase, Harnleiter): Nierenentzündung, Nierensteine, Blasenentzündung u. a. oder Blasenbilharziose. Blut im Urin ist auch nach dem Biß einer Giftschlange möglich.

Blut im Stuhl (engl. blood in the bowl)

Die Ursachen hierfür liegen im Magen-Darm-Bereich. Rotes Blut, das ziemlich mit dem Stuhl vermischt ist, kann bei folgenden Erkrankungen vorkommen: Ruhr, Darmbilharziose, Typhus, Hämorrhoiden, Schleimhautrisse (Analfissur), wobei letztere recht schmerzhaft sind. Flüssiges oder etwas klumpiges Blut kann im Stuhl gesehen werden, wenn Hämorrhoidenknoten geplatzt sind (meist schmerzlos). Das Blut kann aus einem Geschwulst am Darmausgang oder einem Analekzem stammen. Hier muß untersucht werden, welche Störungen im Verdauungstrakt zur Entstehung der Geschwulst geführt haben.

Schwarzes Blut kann im Stuhl erscheinen, wenn Blutungen im Magen (durch Geschwüre oder Funktionsstörungen) oder der Speiseröhre vorliegen. Durch gestörte Vorgänge in der Verdauung verändert sich die Farbe. Das allerdings passiert auch nach dem Essen von roten Beten, Heidelbeeren, Kohle- und Eisentabletten! Keine Panik! Untersuchen lassen!

Allgemeine Erkrankungen

Erkältung und Grippe (engl. influenca)

Bislang sind 300 verschiedene Virusarten bekannt, die eine Grippe oder Erkältungskrankheit auslösen können. Allein diese Tatsache macht eine Impfung gegen Grippe schon fragwürdig. Eine Erkältung entsteht durch Wärmeverlust – Unterkühlung –, hierfür sind gerade empfindliche Menschen empfänglich. In tropischen Ländern kann es leicht zu einer Erkältung kommen, wenn es während der Nacht abkühlt und man zu frösteln beginnt. Dafür sollte immer eine Extradecke in Griffweite liegen. Eine weitere Erkältungsgefahr ist das Schwitzen in heißen Ländern. Wenn man total vom Schweiß durchnäßt ist, kann es zu einer Abkühlung kommen, die auch zurückgeschlagener Schweiß genannt wird. Ist man ganz naßgeschwitzt, so sollte man nach Möglichkeit duschen, sich trockenrubbeln und frische Kleidung anziehen oder sich wenigstens trockenreiben und etwas Trockenes anziehen.

Grippeviren sind schneller wirksam, wenn Vitamin-D- und Kalkmangel vorliegen; besonders wenn jemand gleichzeitig überanstrengt und übermüdet ist.

Vorbeugemaßnahmen

Vor Grippe ist man weitgehend geschützt, wenn man zur Vorbeugung regelmäßig Echinacea einnimmt, genügend Vitamin C zu sich nimmt, ausreichende Sonnenbestrahlung (Vitamin D) erhält und den Körper nicht durch starke Anstrengung überfordert.

Symptome	Grippe beginnt plötzlich meist mit Frösteln, oft Fieber, Krankheitsgefühl, Kopf-, Glieder-, Muskel- und Rückenschmerzen, Halsschmerzen, Heiserkeit und Husten. Schnupfen, Übelkeit, Erbrechen, Bauchschmerzen und Durchfälle sind möglich (sog. Darmgrippe). Diese Erscheinungen verschwinden meist nach 3 – 4 Tagen.
Behandlung	Einige Tage bis zu einer Woche Bettruhe. Echinacea und Propolis zur Bekämpfung der Viren. Mit Milchsäure den Mund spülen und gurgeln hilft bei der Kontrolle von Bakterien und Viren im Mund-Rachenbereich (auch vorbeugend). Nieren- und Leberstärkungsmittel einnehmen. Wenn wieder Appetit da ist, wäre eine Leberdiät sinnvoll, d. h. das Weglassen von fett- und eiweißreicher Nahrung. Zur Diät gehören dazu: Kelptabletten und Blütenpollen, frisches Obst, Gemüse (Vitamin C) und Sonnenbaden (Vitamin D). Siehe auch unter ›Fieber‹.

Grippe kann gefährlich werden für solche, die bereits ein Leber-, Nieren-, Herz- oder Drüsenleiden haben. Davon abgesehen, stellt Grippe eine Schwächung für den Körper dar, was gerade in den Tropen nicht günstig ist. Sie muß deshalb gründlich behandelt und auskuriert werden. Auch soll sie nicht mit Medikamenten unterdrückt werden, sonst kann sie immer wieder zum Ausbruch kommen, so daß unser Organismus sich permanent mit Grippeviren abgeben muß.

Immunität	Ist eine Grippe überstanden, so baut der Organismus Immunität gegen den betreffenden Virus auf. Pharmazeutische ›Grippemittel‹ wirken nicht gegen Grippe (Viren), höchstens gegen Schmerzen, die man aber besser mit einer Aspirin-Tablette oder mit Petasites-Tropfen bekämpft.

Bei den ersten Anzeichen einer Grippe kann ein heißes Bad mit anschließender Bettruhe (Schwitzen) oder eine Sauna hilfreich sein. Oder folgende Maßnahme: 1 – 2 Knoblauchzehen (zerstoßen), 1 Zitrone (Saft und etwas Schale), ½ Teelöffel Ingwer, 1 Prise Cayennepfeffer, 1 Eßlöffel Honig, darauf eine Tasse heißes Wasser geben, den Sud abkühlen lassen und trinken. Innerhalb der nächsten 10–20 Minuten gut zugedeckt ins Bett legen.

Husten und Bronchialkatarrh
(engl. cough and bronchial catarrh)

Auf spezielle Erkrankungen der Atemwege soll hier nicht näher eingegangen, sondern nur Hinweise für die Behandlung des Symptoms ›Husten‹ gegeben werden.

Propolis — löst und lindert; ist antibakteriell. Bei trockenem Husten lösende Mittel nehmen: Hustensaft und -tropfen (ohne Kodein, keine Hustendämpfer), heiße Milch mit Honig und Knoblauch oder Zwiebel öfters trinken. Thymiantee mit Honig und Inhalieren mit Kamille oder JHP-Öl.

Bei lockerem Husten mit Auswurf keine kodeinhaltigen Hustenmittel (Hustendämpfer) einnehmen. Das Abhusten des Schleimauswurfs wird damit unterdrückt, der Schleim würde in den Atemwegen verbleiben, wo er Nährboden für Bakterien bietet. Rauchen vermeiden.

Vorsicht — bei der Anwendung von Hustendämpfern. Die pharmazeutischen Mittel sind alle mehr oder weniger fragwürdig. Ganz abzulehnen sind Mittel, die zwei Wirkungen erzielen wollen: den Husten dämpfen und Schleim lösen. Als Folge würde damit mehr Schleim gelöst, als abgehustet werden kann, da der Hustenreflex unterdrückt wird.

Schnupfen — Bei einem einfachen Schnupfen genügen meist schon Kamilledampfbäder (Inhalieren) oder Pfefferminzöl unter die Nase. Verschwindet meist innerhalb weniger Tage. Unangenehm kann es werden, wenn der Schnupfen anhält und die Entzündung auf die *Neben- oder Stirnhöhlen* übergreift. Dann kommt es zu Kopfschmerzen oder Druckschmerzen im Bereich von Stirn oder Oberkiefer.

Behandlung	Kamilledampfbäder, feuchtheiße Tücher auf Stirn und Gesicht könnten bereits ausreichen. Mit gut zugedecktem Kopf ins Bett legen. Keine Abkühlung nach Wärmeanwendung! Eventuell Propolis und Echinacea. Die Bestrahlung mit einer Infrarotlampe ist sehr heilsam. Homöopathisch: Hepar sulf. D4 oder Cinnabaris D3. Den Kopfbereich warm halten. Erkrankung ausheilen lassen, sonst kann sie chronisch werden.

Halsschmerzen und Mandelentzündung
(engl. sore throat and tonsillitis)

Vor allem, wenn es sich um eine Mandelentzündung handelt, ist eine ausreichende Behandlung wichtig. Die Ausscheidungsgifte der beteiligten Bakterien breiten sich über die Blutbahn im Körper aus und können dadurch weitere Erkrankungen hervorrufen. Häufig kommt es so zu: Mittelohrentzündung, Herzrhythmusstörungen, Nierenentzündung, Gelenkrheuma.

Behandlung	Mund und Rachen mit *Propolis* auspinseln oder im Mund hin- und herbewegen und langsam runterschlucken. Gurgeln mit Salbeitee. Den Hals mit Milchsäure auspinseln. Von Zeit zu Zeit 1 Eßlöffel Honig langsam im Mund zergehen lassen. Es ist wichtig, die Leber- und Nierenfunktion zu unterstützen, damit die Giftstoffe schneller ausgeschieden werden können. Zur Stärkung der allgemeinen Abwehrkraft: Echinacea. Evtl. sind Antibiotika nötig. Verstopfung vermeiden!

Mittelohrentzündung (engl. tympanitis)

Sie kann im Anschluß an eine Mandelentzündung, Entzündung im Nasen-Rachen-Raum, Grippe o. a. Infektionen und durch Zugluft, selten jedoch nach einer Pockenimpfung entstehen.

Symptome	Starke klopfende Ohrenschmerzen, Schwerhörigkeit, der Knochen ist hinterm Ohr druckempfindlich, hinterm und unterm Ohr geschwollene Lymphdrüsen. Ohrenschmerzen lassen sofort nach, wenn nach einigen Stunden oder auch Tagen Eiter durch das geplatzte Trommelfell nach außen abfließt. Das Trommelfell heilt nach Rückgang der Entzündung meist von selbst wieder zu.
Behandlung	Bettruhe, evtl. fasten, Darmentleerung. Echinacea, Propolis gegen die Entzündung; evtl. sind Antibiotika nötig. Je nachdem, was wohltuender empfunden wird: kühle oder heiße Kamilleauflagen auf das Ohr. Homöopathisch: Belladonna, Pulsatilla, für eine freie Nase sorgen.
Mögliche Komplikationen	Wenn der Eiter nicht von selbst durchbricht, muß vom Arzt das Trommelfell durchstoßen werden. Nicht selbst versuchen! Hält die Entzündung länger an, nimmt der Druckschmerz zu, treten Augenzittern, Schwindel und Fieber auf, besteht die Gefahr einer Hirnhautentzündung. Sofort einen Arzt rufen.

Lungenentzündung (engl. pneumonia)

Sie kann im Anschluß an eine Grippe oder andere Erkrankung, oftmals auch plötzlich auftreten, hervorgerufen durch spezielle Erreger, Störungen in der Lunge oder in den Bronchien.

Symptome	Sie können mit Schüttelfrost beginnen. Husten, heller oder rötlich-brauner Auswurf, Brustschmerzen, Fieber, stechender Schmerz beim Atmen, kein Appetit, Schweißausbrüche. Bei schwerer Erkrankung: Atembeschwerden, beschleunigter Herzschlag, eitriger Auswurf.
Behandlung	Allgemeine Hinweise: Strenge Bettruhe, Ruhe, frische Luft, keine Zugluft, Sonne. Fasten wäre günstig, für gute Darm- und Nierentätigkeit sorgen und für eine kalk- und vitaminreiche Nahrung. Heiße Kompressen lindern Schmerzen. Gegen den

Entzündungsprozeß Echinacea, Propolis, Antibiotika einnehmen. Herzstärkungsmittel nehmen, auch Honig und Blütenpollen.

Erkrankungsformen mit Komplikationen sind möglich. Eine Lungentuberkulose kann ähnlich beginnen. Einen Arzt zu Rate ziehen.

Magenverstimmung oder Magenfunktionsstörungen (Gastrosen)

Gastrosen werden meist hervorgerufen durch verdorbene, ungewohnte oder schwerverdauliche Nahrungsmittel, eisgekühlte Getränke, zuviel Alkohol und Nikotin, manche Medikamente, psychische Belastung sowie durch schlechte Eßgewohnheiten: hastiges Essen und schlechtes Kauen. Der Zusammenhang mit einer Infektionskrankheit (Ruhr, Typhus) ist möglich.

Symptome Druckgefühl in der Magengegend oder sogar Schmerzen im Oberbauch, Übelkeit, Erbrechen, Belag auf der Zunge, schlechter Geschmack im Mund, kein Appetit.

Behandlung Oftmals ist die ursächliche Störung hierfür in der *Leber* zu suchen, weshalb es immer nützlich ist, sie mit zu therapieren (Leberdiät, Stärkungsmittel). Meist ist dann auch der Magen schnell wieder in Ordnung. – Vor allem sollten Reizstoffe wie Kaffee, Nikotin, Alkohol, eiskalte Nahrung, Frucht- und gesättigte Fettsäuren und scharfe Gewürze gemieden werden. Nach Möglichkeit auch säurebildende denaturierte Nahrungsmittel, wie Weißmehlprodukte, weißen Zucker, weißen Reis etc., vermeiden. Verträglichkeit beachten. Nach Möglichkeit einige Tage nur Kamillentee trinken oder gekochten Reis ohne Salz essen. Danach ist eine vitalstoffreiche, also vollwertige Ernährung wichtig. Gut kauen! Die allgemein übliche Magen-Schonkost – bestehend aus Kartoffelbrei, Weißmehl(produkten) usw. – ist wegen Säurebildung

	und Schwächung des Organismus nicht zu empfehlen.
Bei Sodbrennen und saurem Aufstoßen	Zerstoßene Holzkohle (Kohletabletten) in Wasser oder Tee nehmen, auch ungekochte Haferflocken wirken ähnlich neutralisierend.

Magen- und Darmgeschwüre
(engl. stomach ulcer)

Sie treten in der Regel nicht plötzlich auf, sondern kündigen sich durch jahrelange Magenfunktionsstörungen an. Die Wahrscheinlichkeit, daß diese Geschwüre gerade während einer Reise zum ersten Mal auftreten, ist gering, denn in erster Linie ist ihr Entstehen durch die Anspannung des Alltags bedingt. Während der Magen auf falsche Nahrung im allgemeinen weniger empfindlich reagiert, ist er um so empfänglicher für Streß, psychische Belastungen, die ihm über das vegetative Nervensystem vermittelt werden. Rauchen und säurebildende denaturierte Nahrung (Weißmehl, Zucker etc.) und eine bestimmte persönliche Veranlagung begünstigen die Entstehung von Magen-Darm-Geschwüren erheblich.

Symptome In der Magengegend (etwa mittlerer Bauch) kommt es zu brennenden krampfartigen Schmerzen. Das kann nach dem Essen, aber auch mit leerem Magen sein. Häufig nachts. Sodbrennen als Zeichen von Übersäuerung des Magens ist ein erstes Anzeichen.

Behandlung Kein Alkohol, weder Nikotin noch Kaffee.
Säurebildende Nahrung meiden, keine scharfen Gewürze, Fruchtsäure und ungesättigte Fettsäuren. Chemische Medikamente vermeiden. Viel ruhen, evtl. sogar etwas Bettruhe. Streß meiden!
Wenn möglich, eine Woche lang eine Kur mit Kefir, Joghurt, Dickmilch oder aus der Reiseapotheke Milchsäuretinktur mit abgekochtem Wasser verdünnt zu sich nehmen. Dies ist auch zu Hause

eine erfolgreiche Kur bei Magen-Darm-Geschwüren. Abgesehen davon ist eine vollwertige Ernährung wichtig. Die übliche Magen-Schonkost wirkt sich langfristig eher nachteilig aus. Individuelle Umstände spielen natürlich eine Rolle.

Lebensmittelvergiftung Auf verschiedene spezielle Formen von Lebensmittelvergiftung, die gerade auch in heißen Ländern leicht auftreten können, soll noch kurz hingewiesen werden. Durch verdorbene Lebensmittel − vor allem Eiweißnahrung (Fleisch und Fisch verderben recht schnell) − kann es unabhängig von speziellen Krankheitserregern zu den nachfolgenden Krankheitszeichen kommen.

Symptome Bereits einige Stunden nach dem Essen kommt es zu Übelkeit, Erbrechen, Durchfall, Krämpfen im Magen-Darm-Bereich, Ekelgefühlen, kleinen Blutbeimengungen im schleimig-wäßrigen Durchfall. Dieses kann mehrere Tage anhalten.

Behandlung wie bei Durchfall.

Auch *Ausscheidungsgifte von Bakterien*, die sich in Konservendosen befinden, sind gefährlich. Keine überalterten (Verfallsdatum beachten!) oder gewölbten Konserven verwenden und schon gar nicht den Inhalt ungekocht essen (Botulismus ist möglich!).

Symptome Sie äußern sich in solch einem Fall schlagartig mit starken Bauchschmerzen, Durchfall, Erbrechen, Schwächegefühl, Schwindel; auch Kreislaufstörungen bis hin zum Kollaps sind möglich. Hält meist nur einen Tag an.

Behandlung Wie bei Durchfall. Vorbeugend Okoubaka oder Papaya einnehmen. Einen Arzt aufsuchen.

Botulismus

In verdorbenen Konserven kann sich auch ein Giftstoff (*Clostridium Botulinum*) entwickelt haben, der nicht auf den Magen-Darm-Bereich, sondern auf das Nervensystem wirkt. Das könnte sich nach ca. ½ Stunde bis zu 6 Tagen folgendermaßen äußern: Erbrechen und Durchfall selten, die Temperatur ist normal. Jedoch Kopfweh und Augenstörungen. Herabhängendes Oberlid durch Lähmung. Lichtempfindlichkeit, erweiterte und starre Pupillen, Lähmung der Augenmuskulatur mit Wahrnehmung von doppelten Bildern, trockener Mund, Muskelschwäche, Schluck- und Atembeschwerden bis hin zur Lähmung (ca. 1 Woche später). Vielfach tödlich durch Atemlähmung!

Erste-Hilfe-Maßnahmen	Bei Verdacht auf Botulismus den Patienten sofort erbrechen lassen und ihn mit Abführmitteln behandeln!
Arzt-Therapie Behandlung	Botulismus-Serum. Arzt aufsuchen, da Lebensgefahr besteht. Sind in irgendeiner Form giftige Nahrungsmittel gegessen worden und es kann kein Arzt oder Krankenhaus erreicht werden, um den Magen auszupumpen, muß unbedingt versucht werden, den schädlichen Mageninhalt zu erbrechen. Verschiedene Methoden: Finger ganz tief in den Rachen stecken oder lauwarme Milch trinken. Wirkt das nicht, könnte eine starke Kochsalzlösung (1−2 Teelöffel Salz auf 1 Glas Wasser) wirken.

Blinddarmentzündung
(engl. appendicitis)

Stellen sich plötzlich Bauchschmerzen im rechten Unterbauch ein, besteht die Möglichkeit einer Blinddarmentzündung. In der Regel treten die Schmerzen kolikartig (an- und abflauend) auf und können dann gleichmäßig stark bleiben. Meist stellen sich Fieber, Übelkeit, Erbrechen ein. Durchfall oder Verstopfung sind möglich. Druckempfindlichkeit im rechten Unterbauch (Druckschmerzpunkt). Drückt man dort etwas tief und läßt plötzlich los, dann ergibt sich ein Schmerzempfinden,

McBurney-Punkt das nach rechts ausstrahlt. (McBurney-Punkt: Mitte der gedachten Linie zwischen Bauchnabel und rechtem Hüftknochen.) Bei Frauen besteht Verwechslungsgefahr mit einer Eierstock- oder Eileiterentzündung. Hier liegt das Schmerzempfinden allerdings etwas tiefer als beim Appendix (Wurmfortsatz) und wird eher als dumpfer örtlicher Schmerz wahrgenommen. Fieber und Erbrechen sind hier genauso möglich. Eine Blinddarmentzündung bedeutet, daß der Wurmfortsatz entzündet ist. Es besteht die Gefahr, daß er platzt; d. h. Eiter fließt dann in den Körper, was äußerste **Lebensgefahr!** Lebensgefahr bedeutet! Deshalb ist es meist notwendig, operativ einzugreifen. Unbedingt schnellstens einen Arzt aufsuchen oder besser gleich ins Krankenhaus fahren. Eventuell kann eine Blutuntersuchung Aufschluß darüber geben, ob eine Entzündung im Körper vorliegt. Bis der Arzt kommt, kann das Auflegen von Eisbeuteln Linderung verschaffen. Keine Wärmeanwendung! Nichts essen und möglichst wenig trinken.

Blinddarmreizungen Sehr oft kommt es bereits monatelang vor der akuten Entzündungsphase zu sogenannten Blinddarmreizungen, die immer wieder von Zeit zu Zeit mit untypischen kolikartigen Bauchschmerzen auftreten können. Ein Arzt sollte dann befragt werden, wie die Heilungsaussichten sind. Diese sind nicht auszuschließen, zumal die beginnende Infektion des Wurmfortsatzes im wesentlichen auf schlechte Verdauungsarbeit und Reste einer alten Infektionskrankheit zurückgeführt werden könnte. Besteht allerdings bereits eine akute Entzündung, so muß der Wurmfortsatz herausoperiert werden. Sind Anzeichen dafür bereits vor der Abreise da, sollte man sich besser zu Hause untersuchen (und operieren) lassen. Krankenhausaufenthalte sind in den meisten Ländern nicht gerade wünschenswert. Außerdem ist die allgemeine Infektionsgefahr, somit auch die des Wurmfortsatzes, in den Tropen wesentlich höher. Diese

Hinweise sollen allerdings nicht den Gedanken aufkommen lassen, daß es besser wäre, sich ›vorsichtshalber‹ einen gesunden Wurmfortsatz herausoperieren zu lassen. Wenn man normalerweise eine gute Verdauung hat und auf das Auskurieren von Infektionskrankheiten achtet oder den Organismus dahingehend stärkt, kann auch dieser Körperteil, der ja nicht überflüssig ist (wie übrigens auch die Mandeln), gesund bleiben.

Nach der Blinddarmoperation reagiert der Darm meist insgesamt empfindlicher. Schonkost ist zu empfehlen.

Gallenblasenentzündung
(engl. cholecystitis)
und Gallensteine (engl. gallstone)

Gallensteine

Diese Erkrankung ist meistens ernährungsbedingt: Der Grund ist die Aufnahme zu vieler Fette, Eiweiße und denaturierter Kohlehydrate (weißer Zucker, weißes Mehl ...), also schwerverdaulicher Nahrung. Oft ist die Veranlagung zu Gallensteinen vererbt. In erster Linie handelt es sich dabei um eine typische Zivilisationskrankheit, die heutzutage vielfach bei Menschen um die Vierzig oder später auftritt. Durch falsche Ernährung (viel Fett und wenig Bewegung) bilden sich oftmals Gallensteine. Der Verdauungssaft, ›Galle‹ genannt, wird in der Leber produziert und in der Gallenblase aufbewahrt. Von dort wird er in den Darm für die Verdauungsarbeit abgegeben. Zur Steinbildung in der Gallenblase kommt es, wenn der Gallensaft aufgrund mangelnder Ernährung falsch zusammengesetzt ist, oder durch Veränderungen der Gewebespannung der Gallengänge und -blase, was eine Stauung der Galle bewirkt (oft nervlich bedingt: Streß). Die Leber ist also beteiligt. Das Vorhandensein von Gallensteinen kann sehr lange Zeit nicht bemerkt werden, weil sie erst Beschwerden auslösen, wenn sie sich einklemmen und dadurch Krämpfe (Koliken) auftreten.

Nicht selten entsteht gleichzeitig, unter Mitwirkung von aufgestiegenen Bakterien aus dem Darm und über das Blut, eine Gallenblasenentzündung. Gallensteine begünstigen die Möglichkeit einer Entzündung.

Gallenkoliken	Sie können sehr oft durch Streß und psychische Überbelastung verursacht werden, denn dadurch kann die Gallenfunktion derart beeinträchtigt werden (Überdruck in den Gallenwegen), daß in der Gegend der Gallenblase wellenförmige Schmerzen entstehen, die in den Rücken und in das rechte Schulterblatt und den Arm ausstrahlen können (Koliken). Der Volksmund sagt dazu: »Die Galle läuft einem über.«
Weitere Symptome	Die bereits erwähnten Koliken äußern sich als anschwellender Schmerz. Fieber und Schüttelfrost sind möglich, ebenfalls Übelkeit und Erbrechen. Unverträglichkeit sehr fetter Speisen. Verwechslungsgefahr mit Blinddarmentzündung, Nierensteinen ist möglich. Einen Arzt holen!
Behandlung	Die Diät entspricht im wesentlichen einer Leberdiät, siehe dort. 2–3 Tage keine Nahrungsaufnahme wäre günstig.

Die orthodoxe Gallendiät, die weitgehend auf entwerteten Kohlehydraten (Weißbrot, Zwieback) basiert, ist zu meiden, weil gerade diese Nahrungsmittel die Bildung von Gallensteinen begünstigen! Bei einer akuten Gallenblasenentzündung sollte Bettruhe eingehalten werden. Sitzbäder, danach feuchte Wickel, im Wechsel kühl und warm, sind nützlich. Leber-Gallen-Mittel einnehmen. Gegen die Entzündung Echinacea und Propolis oder Antibiotika (›Vibramyzin‹), gegen die Krämpfe ein Schmerzmittel (Petasites-Tropfen oder ein stärkeres Mittel). Die regelmäßige Einnahme von kaltgepreßtem Öl (Olivenöl) wäre günstig; kleinere Steine können ausgeschwemmt werden, Leber und Gallenblase werden so gereinigt.

Operationen	Die operative Entfernung von Gallensteinen, die oft zugleich die Entfernung der Gallenblase bedeutet (je nach Lage der Steine), ist meist überflüssig. Neben einer Reihe von natürlichen Mitteln, die die Galle verflüssigen und auch kleinere Steine auflösen oder ausschwemmen könnten, kennt die Homöopathie spezifische Mittel, die auch größere Steine auflösen oder ausschwemmen können; so Podophyllus D3, Chelidonium D3 und anderes.
Gallensteine	Werden Gallensteine festgestellt, könnte man sich zunächst mit galleverflüssigenden Mitteln (Mariendisteltinktur, Artischocke, Teufelskralle, Rettichsaft) helfen, um dann einen Arzt aufzusuchen. Wer kaltgepreßte Öle zur Verfügung hat, sollte diese in die Behandlung miteinbeziehen. Wer es fertigbringt: ¼ l auf einmal einnehmen!

Äußerlich helfen feuchtheiße Auflagen und Entspannungsübungen, auch zur Vorbeugung.

Gallensteine sind ein ernst zu nehmendes Signal für die Beachtung der Ernährung und sonstiger Lebensgewohnheiten! Da auch auf diese Erkrankung hier nur kurz eingegangen werden kann, empfehle ich Betroffenen dringend die Beschäftigung mit weiterführender Literatur; denn die operative Entfernung der Gallenblase (und der Steine) bewirkt unangenehme Verdauungsstörungen und Unverträglichkeit vieler Speisen. (Das bedeutet den Verlust des Spaßes am Essen!) Mitunter, wenn eine Gallenblase bereits vereitert ist, läßt sich eine Operation allerdings nicht mehr vermeiden.

Erkrankung von Nieren, Blase, Harnleiter
(engl. kidney, bladder, ureter)

Hier unterscheidet man eine Vielzahl von Erkrankungen, die unterschiedlich in Erscheinung treten können. Oft treten sie auch als Folgeerscheinungen von Infektionskrankheiten aller Art auf: so vor allem im Zusammenhang mit Typhus, Tripper, Tuberkulose. Häufige Komplikationen bei Scharlach und Angina.

Hier werden nur einige der häufigsten Formen erwähnt:

Nierenbecken-entzündung	Das ist eine bakterielle Infektion des Nierenbeckens, die über den Blut- oder Lymphweg oder durch aufgestiegene Erreger aus der Harnröhre oder dem Darm erfolgen kann. Oft tritt sie zusammen mit einer Blasenentzündung auf. Es kann eine Seite (häufig die rechte) oder beide Seiten betroffen sein. Urinuntersuchungen können aufzeigen, um welchen Erreger es sich handelt.
Symptome	Die Entzündung kann mit Schüttelfrost und hohem Fieber beginnen. Rückenschmerzen, entweder ein- oder beidseitig, treten auf. Bei Druck auf die Nierengegend schmerzt es. Das allgemeine Wohlbefinden muß nicht beeinträchtigt sein. Unwohlsein, Erbrechen und Kopfschmerzen sind aber möglich sowie insgesamt ein schweres Krankheitsgefühl.
Behandlung	Bettruhe und Wärmeanwendung, feucht-heiße Umschläge, warme Sitz- und Vollbäder helfen. Für gute Durchblutung sorgen, so durch Trockenbürsten, abwechselnd kalte und warme Abwaschungen. Bei Fieber wären einige Fastentage günstig.
Diät	Salz- und chilifrei essen (keine scharfen Gewürze wie Pfeffer, scharfer Paprika). Weißen Zucker meiden! Am besten auch wenig Eiweißnahrung. Bei schlechter Darmentleerung helfen Einläufe oder natürliche milde Abführmittel. – Gegen die Entzündung und zur Bekämpfung der Erreger sind Echinacea, Propolis, Antibiotika, Nierenmittel wie Solidago-Tropfen und Nierentee nützlich. Siehe auch unter ›Nierenpflege‹.

Die Erkrankung sollte schnellstmöglich ausgeheilt werden; sie darf sich nicht hinschleppen, weil sie sonst chronisch wird.

Nierenentzündung
(*Nephritis* oder *Pyelonephritis*, auch in engl.)

Symptome

Sie entsteht und äußert sich ähnlich wie die Nierenbeckenentzündung. Sie geht meist von einer Infektionskrankheit oder von eitrigen Herden (Mandeln, Zähne) sowie Unterkühlung, Erkältung aus. Bei Frauen tritt sie häufiger auf.

Zusätzlich kommt es hier zu Atembeschwerden und vermehrter Herztätigkeit, stark erhöhtem Blutdruck. Kreuzschmerzen, Blässe, evtl. Erbrechen treten auf. Ein weiteres typisches Zeichen sind Gewebeanschwellungen (Wasseransammlung, Ödeme), vor allem im Gesicht (und dort um die Augen) später an Rumpf und Gliedern. Im Urin können Blut, Schleim, Eiter erscheinen. Das Abklopfen der Nierengegend ist schmerzhaft.

Behandlung

Strenge Bettruhe ist nötig. Um die Nieren zu entlasten, sollte einige Tage gefastet und unter Umständen auch gedurstet werden (Mundspülungen und löffelweise etwas Flüssigkeit einnehmen). Diese ›Trockentage‹ sollten in den Tropen nicht zu streng wenn überhaupt durchgeführt werden. Einen Arzt fragen! Nach den Fastentagen genügend trinken (Obstsäfte, Kräutertees), Rohkost, salzlos essen. Wärmeanwendung, feucht-heiße Umschläge. Für gute Durchblutung sorgen. Stärkungsmittel für Herz und Kreislauf, wie Weißdorntropfen und Honig. Langzeitbehandlung ist unbedingt erforderlich!

Blasen- und Harnröhrenentzündung
(*Zystitis*, engl. cystitis)

Betroffen davon sind vor allem empfindliche Menschen, die bereits bei geringer Unterkühlung des Unterleibs anfällig sind: Wer im nassen Badeanzug am Strand liegt oder auf Steinboden sitzt, holt sich dergleichen schnell. Möglicher Zusammenhang mit: Gonorrhöe, Blasenbilharziose ...

Symptome

Häufiger bis ständiger Harndrang, kleine Urinmenge, Brennen und Schmerzen in der Blasengegend beim Wasserlassen, trüber Urin. Handelt es sich um eine schwere Entzündung, kommen Fieber und ein allgemeines Krankheitsgefühl hinzu. Blut im Urin ist möglich.

	Zusammenhänge mit Niere und Harnleiter sind denkbar. Eventuell auch Nieren-/Blasensteine.
Behandlung	Warme Sitz- oder Vollbäder, feucht-heiße Kompressen und Bettruhe helfen. Darmentleerung beachten! Unter Umständen Einläufe mit warmem Kamillentee machen, das wirkt auf krampfartige Schmerzen lindernd. Unterleib gut warm halten! Echinacea und Propolis helfen gegen die Entzündung und Krankheitskeime. Bleiben Krankheitserscheinungen oder tritt Fieber hinzu, Echinacea und Propolis verstärkt einnehmen, eventuell Antibiotika. Arzt aufsuchen. Besteht die Möglichkeit von Tripper oder Blasenbilharziose?!
Nieren- und Blasensteine (engl. kidney- and bladderstones)	Sie sind ernährungs- oder anlagebedingt. Durch unterschiedliche Einflüsse, wie allgemeine Stoffwechselstörungen im Zusammenhang mit einer Anfälligkeit der Harnorgane, können sich im Harnapparat Steine von unterschiedlicher Größe bilden. Manche Menschen bemerken ihr Vorhandensein nie oder haben kaum wahrnehmbare Beschwerden. Schmerzen treten meist erst dann auf, wenn zu große Steine in der Harnröhre steckenbleiben oder scharfkantige Steine diese verletzt haben.
Symptome	Unterschiedlich starke Koliken, die im Rücken (Nierengegend) beginnen und bis in den unteren Bauch, die Leistengegend und die Innenseite der Oberschenkel ausstrahlen können (bedingt durch das Tieferwandern der Steine). Unerträglich starke Schmerzen sind möglich sowie Erbrechen und Aufblähung des Bauchs (Vortäuschung einer Magen-Darm- oder Gallenstörung). Tritt Fieber auf, besteht Verdacht auf zusätzliche Nierenbeckenentzündung; bzw. Blinddarmentzündung oder Eierstockentzündung. Einen Arzt holen. Blut im Urin ist möglich (durch scharfkantige Steine, die die Wände der Harnröhre verletzen). Halten die Koliken tagelang an, besteht die Gefahr, daß sich Urin über dem eingeklemmten Stein angestaut hat

– Infektionsgefahr! Zusätzliche Nieren- und Blasenentzündung ist möglich. – Große eingeklemmte Steine können zu Komplikationen führen und müssen unter Umständen sogar operativ entfernt werden. Bei richtiger Behandlung kann eine Operation aber meist vermieden werden.

Behandlung
Schmerzlindernd ist ein warmes Sitz- oder Vollbad, sogar für mehrere Stunden: immer wieder heißes Wasser nachfüllen. Verträglichkeit beachten! Bei Herzbeschwerden kalte Kompressen auf Stirn und Handgelenke. Reichlich warmen Kräutertee trinken. Solidago-Tropfen zur Anregung der Nierentätigkeit. Teufelskralle kann helfen, Nierensteine zu lösen.

Homöopathisch: Magnesium phos. D6, Atropinum sulf. D3. Wer es sich zutraut, könnte dem Erkrankten folgendermaßen helfen: Während dieser in der Badewanne sitzt, wird eine leichte, vorsichtige Massage entlang dem Harnleiter (von oben/Niere nach unten/Blase) durchgeführt. Dadurch kann der Stein Richtung Blase abgeleitet werden. Zwischendurch Ruhepausen! Bäder und Massage wiederholen, bis der Stein die Blase verlassen hat, also ausgeschieden wurde.

Je nach Zustand des Betroffenen ist Bewegung – wie Herumhüpfen (Erschütterung) – hilfreich; die Steine rutschen dann tiefer, wenn man Glück hat. Einläufe mit heißem Wasser (40° C) mehrfach täglich können hilfreich sein. Auch vorsichtige Massage entlang der Harnwege Richtung Ausgang kann a) entspannen, b) den Steinabgang fördern.

Spezielle Krankheiten und Tropenkrankheiten

Die hier aufgeführten Erkrankungen kommen nicht ausschließlich in tropischen Ländern vor. Allerdings ist dort die Erkrankungsgefahr eher gegeben, weil Bakterien und Viren sich im heißen Klima ständig vermehren können, ohne durch winterliche Fröste reduziert zu werden. Außerdem breiten sich Bakterien durch schlechte hygienische Verhältnisse schneller aus. In manchen Gebieten hat die Bevölkerung nicht genug zu essen und ist von daher viel anfälliger für Erkrankungen (Epidemien). Einheimische erkranken nicht immer an der Vielzahl von Krankheitserregern, weil diese ihrem Organismus vertraut sind und er meist eine gewisse Immunität dagegen besitzt. Die Abwehrkraft des Reisenden stellt sich erst mit der Zeit darauf ein. Er muß gewisse Vorbeugungsmaßnahmen treffen. Bei manchen Erkrankungen handelt es sich um typische Tropenkrankheiten, die in den gemäßigten Zonen so gut wie nie vorkommen.

Amöbenruhr (engl. amoebic dysentery)

Übertragung

Durch Nahrung, vor allem durch rohes oder ungeschältes Gemüse (Fäkaliendüngung) und Trinkwasser.
Diese Erkrankung ist überall in den Subtropen (auch in Südeuropa) und den Tropen möglich. Inkubationszeit: ein paar Tage bis zu einem Monat.

Symptome	Meist beginnt die Krankheit allmählich mit Erschöpfung, Völlegefühl, Blähungen. Eventuell wechseln Durchfall und Verstopfung ab. Der Stuhl ist glasig mit rosarotem himbeergeleeartigem Schleim und eventuell mit etwas Blut durchsetzt. Beim Stuhlgang kann es zu leichten Bauchkrämpfen kommen. Zu Beginn der Krankheit kein Fieber. Unangenehmes Druckgefühl im Bauch. Druckempfindlichkeit beim aufwärtsführenden Dickdarmbogen auf der rechten Seite. Eine Stuhluntersuchung zeigt den Parasiten nicht immer! Es ist wichtig, diese Krankheit frühzeitig zu erkennen und zu behandeln. Im Dickdarm können sich sonst Geschwüre und Verdickungen bilden; Verwachsungen mit Nachbarorganen sind im chronisch gewordenen Stadium möglich. Noch gefährlicher wird es, wenn die Parasiten anfangen, aus dem Darm in die Lymphbahnen und Blutgefäße zu wandern. Sie kommen dann in die Leber, wo sie Abszesse bilden können, auch eine sogenannte *Amöbenhepatitis* kann entstehen. In dem Fall entstehen Schmerzen rechts oben im Bauch, die bis in die rechte Brust hinaufreichen können und sich beim Gehen verschlimmern. Wenn der Betroffene anfängt, braune Flüssigkeit zu husten, hat sich ein Amöbenabszeß in der Lunge entleert. – Diese Krankheit kann lebensgefährlich werden, wenn nichts gegen sie unternommen wird!
Behandlung	*Im Anfangsstadium,* wenn die Amöben noch im Darm sind, ist es nicht schwierig, sie zu beseitigen. Papayakerne – Blätter oder *Papain*tabletten – und *Okoubaka D4* wirken hervorragend. Jeweils *vor* den Mahlzeiten 2 Tabletten, 10 Kerne oder 10–20 Tropfen einnehmen. Zur Unterstützung wären Kelp(tabletten), Blütenpollen(kapseln) und Echinacea gut. Viel Knoblauch zu essen ist günstig. Amöben lieben keine eiweißreiche Nahrung, darum sollte die *Diät eiweißreich* sein. Das Papain hilft gleichzeitig, dieses zu verdauen. Trotzdem ist es besser, leicht verdauliche Proteine zu essen, wie

Sojabohnen und Sauermilch(-produkte), Hefe, 1 Ei, etwas mageres Fleisch, Fisch und Nüsse. Keine Süßigkeiten und wenig Gemüse und Obst essen.

Die Parasiten sind hartnäckig, und es ist wichtig, die Krankheit völlig auszukurieren. Auch wenn keine Krankheitszeichen mehr da sind, können sogenannte Minutaformen der Parasiten zurückgeblieben sein, die dann während einer Schwächeperiode ihre Tätigkeit wiederaufnehmen. Um sicherzugehen, daß keine Amöben zurückgeblieben sind, führe die Einnahme von Papaya/Papain oder/und Okoubaka ca. 1 Monat lang regelmäßig durch. Befinden sich die Amöben schon in der Leber, muß dringend ein Arzt aufgesucht werden. Die Mittel, die jetzt eingesetzt werden müssen, sind nicht harmlos und haben Nebenwirkungen. Das Mittel ›Dehydroemetin‹ von La Roche soll recht wirksam bei Amöbenruhr (ebenso bei Bilharzia) und außerdem weniger giftig sein als andere übliche Mittel. Starke Nebenwirkungen sind bei ›Metronidazol‹ zu erwarten: Kopfschmerzen, Übelkeit, Magen-Darm-Störungen. Emetin (aus der Ipecacuanha-Wurzel) und das jodhaltige Jatren können hier ebenfalls genommen werden, sind aber nicht harmlos! Neben Übelkeit können Kreislaufstörungen, Leber- und Herzschädigung auftreten. Von Emetin sollte die Tagesdosis nicht höher als 0,05 g, besser nur 0,035 g sein.

Neben der Einnahme eines der genannten starken Mittel sollte man gleichzeitig die zuvor erwähnte Behandlung für das Anfangsstadium durchführen und für gute Leberpflege sorgen! Auch noch längere Zeit nach Abklingen der Krankheit. Unter Umständen müssen Herz und Kreislauf gestärkt werden.

Minutaformen der Parasiten

Vorbeugung

Vorsicht bei rohem Gemüse und Obst. Nur geschält essen. Trinkwasser abkochen. Regelmäßig Papaya/Papain oder Okoubaka *nach* den Mahlzeiten einnehmen.

Bazillenruhr (bakterielle Dysenterie — engl. bacillery dysentery)

Übertragung	Wasser, Nahrungsmittel, rohes Obst und Gemüse, Fliegen auf dem Essen, Kontakt mit Kranken. Die Erkrankung ist überall in den Subtropen und Tropen möglich. Inkubationszeit 2—7 Tage.
Symptome	Plötzlicher Ausbruch der Krankheit einige Tage nach der Ansteckung. Kopfschmerzen, Übelkeit, Erbrechen, Bauchkrämpfe. Darauf folgt starker *Durchfall*, der dünnflüssig, wäßrig mit weißlichem eitrigem Schleim und Blut vermengt sein kann. 20—40 Entleerungen pro Tag sind möglich. Schmerzhafter Stuhlgang. Fieber (im Gegensatz zur Amöbenruhr). Bei anhaltendem Durchfall kann es durch den hohen Verlust an Flüssigkeit zu einem Kreislaufkollaps kommen. Später können sich Gelenkschmerzen einstellen. Die Erkrankung kann unterschiedlich heftig in Erscheinung treten und variiert zwischen einer Dauer von 1—3 Wochen. Gefahr des Übergangs in die chronische Ruhr (schubweise Durchfälle, die den Betroffenen sehr schwächen!). Vorsicht, Bakterienausscheider!
Behandlung	Leichte Formen können meist wie ein einfacher Durchfall behandelt werden mit Kohletabletten, Okoubaka, Papain, Kelp und viel Flüssigkeitsaufnahme. Bei heftigem Durchfall zusätzlich Tormentilla. Blütenpollen und Propolis können zusätzlich angewendet werden. Tritt die Erkrankung stärker in Erscheinung, muß zusätzlich ein Herz-Kreislauf-Mittel genommen und strenge Bettruhe eingehalten werden. Ändert sich der Krankheitszustand nach einigen Tagen nicht wesentlich, hält der Durchfall an, bleibt weiterhin Blut im Stuhl, verschwinden weder Fieber noch Bauchkrämpfe, so können andere Komplikationen beteiligt sein. Dann muß ein Arzt geholt werden. Die Erkrankung hinterläßt keine länger dauernde Immunität.

Bilharzia oder Bilharziose
(Schistosomiasis)

Eine sehr verbreitete Tropen-, aber auch Subtropen-Krankheit. Der Wurm, der die Krankheit verursacht, kommt in bestimmten Gegenden der Welt vor: fast überall in Afrika einschließlich Madagaskar, Israel, Ägypten (Nil), dem Mittleren Osten, Teilen Südamerikas, Süd- und Ostasien.

Übertragung
Die Ansteckung erfolgt im *Süßwasser,* wo die Larven in die unverletzte Haut eindringen, also beim Baden, Waschen und Durchwaten von Flüssen, Seen, Bächen usw. In den genannten Gebieten besser nicht ins Wasser gehen. Ebenso kann unbehandeltes Brunnenwasser infiziert sein. Aufpassen!

Blasen-bilharziose
Die Erreger unterscheiden sich in den verschiedenen Gebieten: Die *Bilharzia hämotobia* (Blasenbilharziose) kommt hauptsächlich in Nord- und Südafrika, den arabischen Ländern, Israel, Ägypten vor. Diese Form ist *im Urin* feststellbar; allerdings erst nach 2–4 Monaten.

Darm-bilharziose
Bilharzia mansoni (Darmbilharziose) kommt überwiegend in Ost-, West-, Süd- und Zentralafrika, Madagaskar, Südamerika, Westindische Inseln, Ägypten vor.

Ostasiatische Bilharziose
Bilharzia japonicum (Ostasiatische Bilharziose oder Katajama-Krankheit) kommt in Japan, Süd- und Mittelchina, zum Teil in Thailand, Celebes, Formosa, Philippinen vor.

Die beiden letzteren Formen können nach ca. 4–7 Wochen *im Stuhl* nachgewiesen werden.

Symptome
Wenn diese winzigen kaulquappenartigen Larven in die Haut eingedrungen sind (durch die Schleimhäute), reagiert die Haut nach kurzer Zeit mit einem beißenden Juckreiz; eventuell bilden sich rote Bläschen und Flecken. Zeigen sich diese Symptome und ein Papaya-Baum ist in der Nähe, sollte sofort eine grüne, unreife Frucht zerschnitten und der ausfließende Milchsaft darauf geträufelt

werden. Die Larven, die mit dem Saft in Berührung kommen, sterben. Die eingedrungenen Larven wandern über die Blutbahn und Lymphwege in die Leber. Wenn sie nach 2–7 Wochen geschlechtsreif sind und Eier ablegen, reagiert der Organismus mit Fieber, Mattigkeit, Kopf- und Gliederschmerzen, Gewichtsverlust und Hautausschlag, wie er durch die Berührung mit Brennesseln auftritt. Bauchschmerzen, Bronchitis und Lungenbeschwerden, geschwollene Leber und Milz sind möglich. Diese Anzeichen verschwinden meist nach einiger Zeit von allein. Im späteren Stadium der Krankheit werden dann je nach Art des Erregers verschiedene Organe besonders stark angegriffen:

Blasenbilharziose äußert sich wie eine chronische Blasenentzündung mit viel Wasserlassen mit Brennen. Der trübe Urin enthält eventuell Blut.

Bei *Darmbilharziose* kommt es zu Störungen im Darm: Verstopfung und Durchfall. Der Stuhl kann etwas Blut und Schleim enthalten. Die Leber wird angegriffen.

Bei der *Ostasiatischen Bilharziose* stellen sich zu Beginn auch Darmstörungen ein, die Leber kann schwer geschädigt werden. Schwellung von Milz und Leber und Gelbsucht können auftreten (die Haut und das Weiße der Augen verfärben sich gelblich).

Diagnose

Die Diagnose ist schwierig, weil die Symptome sich oftmals mit anderen Tropenkrankheiten verwechseln lassen und unterschiedlich stark auftreten können. Die Eier des Wurms zeigen sich erst im relativ späten Stadium der Erkrankung im Stuhl oder im Urin. Eine Blutuntersuchung könnte im frühen Stadium gewisse Aufschlüsse geben.

Diese Krankheit kann unbehandelt großen Schaden anrichten. Milliarden von Eiern schwimmen in der Blutbahn und bleiben vor allem in der Leber und Lunge stecken, wo sie stark schädigend wirken können. Wucherungen im Dickdarm oder in der Blase sind möglich. Gehirn und Nervensystem können von diesem Parasiten angegriffen werden, vor allem von Japonicum. Das Rückenmark wird vor allem von Mansoni und Hämotobia befallen. Ihre Stoffwechselausscheidungen und Zerfallprodukte wirken giftig auf die Körperzellen.

Die Parasiten sind zäh und haben eine lange Lebensdauer (20 – 30 Jahre; ein Mensch könnte es kaum aushalten, sie so lange zu beherbergen).

Behandlung Befriedigende Mittel wurden noch nicht zur Behandlung dieser Erkrankung entdeckt. Ein Grund mehr, aufzupassen!

Emetin, ein Alkaloid aus der Ipecacuanhawurzel, das auch bei Amöbenruhr angewendet wird, ist ein mögliches Behandlungsmittel. Um damit erfolgreich zu sein, müssen allerdings hohe Dosen angewendet werden, was recht gefährlich ist. Überhaupt sind alle hier nötigen Mittel nicht harmlos, sie haben alle Nebenwirkungen.

Mittel gegen alle drei Arten der Krankheit: Praziquantel (Biltricide, Cesol). Gleichzeitig müssen die geschädigten Organe behandelt werden.

Vorbeugung In den genannten Gebieten auf keinen Fall im Süßwasser baden oder sich darin aufhalten. Kein unbehandeltes Wasser trinken. Auch Brunnenwasser kann mit diesem Erreger verseucht sein. Die Verseuchung von Gewässern in den genannten Gegenden ist weitverbreitet und stark. – Insgesamt sind bei der Wissenschaft zu dieser Krankheit noch viele Fragen offen ...

Chagaskrankheit
(Südamerikanische Trypanosomiasis)

Sie kommt in Mittel- und Südamerika vor und ist der in Afrika vorkommenden Schlafkrankheit ähnlich.

Der Erreger ist das Geißeltierchen *Trypanosoma cruzi* und wird durch den Kot der Raubwanze *Pa-*

trongylos megistus (portugiesisch: Bareiro) übertragen — vor allem in unhygienischen Verhältnissen. Die Wanze ist 2—3 cm groß und lebt in Fugen, Ritzen usw. Es ist leicht möglich, daß ihr klebriger Kot an den Händen (Fingernägeln) haften bleibt und in kleine Wunden und in die Augen gerieben wird. Besonders Kinder könnten gefährdet sein, weil sie alles anfassen ...

Symptome und Behandlung

Verwechslungsmöglichkeit mit Malaria, Typhus, Hakenwurmkrankheit. Einige Stunden nach der Berührung mit dem Kot der Wanze können sich entzündliche und juckende Schwellungen einstellen. Dann sofort in Watte getränkte Milchsäuretinktur auf der wunden Stelle befestigen. Spilanthes wäre gut sowie Echinacea als Tinktur oder Frischpflanzenauflage. Auch innerlich anwenden: 3× täglich 30 Tropfen oder 1 Eßlöffel Frischpflanzenbrei oder Tee einnehmen.

Wird nicht sofort etwas gegen diese Parasiten unternommen, können sie viele Schädigungen herbeiführen: Leber, Milz, Herz, Lymphknoten oder sogar das Gehirn können angegriffen werden.

Im weiteren Verlauf stellt sich nach ca. 10 Tagen hohes Fieber bis zu 40° C ein. Das Gift, das durch den Zerfall des Erregers entsteht, kann mit Echinacea oder Lachesis D10 unwirksam gemacht werden. Der Herzschwäche, die sich meistens miteinstellt, kann man mit Herzstärkungsmitteln begegnen. Das pflanzlich gebundene Jod im Seegras (Kelp) wirkt sehr günstig auf die geschwollenen Lymphknoten und den gesunkenen Blutdruck.

Begleitsymptome beachten!

Es ist wichtig, hier die verschiedenen Begleitsymptome zu beachten, denn es gibt bislang kein Behandlungsmittel, das ausschließlich diese Krankheit bekämpft. Bei Erwachsenen tritt die Erkrankung oftmals nur unterschwellig auf, so daß sie nicht eindeutig wahrgenommen werden kann. Bei Unklarheit: *Blutuntersuchung.* Diese Krankheit darf nicht unbehandelt bleiben. Einen Arzt zu Rate ziehen.

Cholera

Kommt vor allem in Asien (Indien, Philippinen, Korea, Sri Lanka) und Teilen Afrikas vor.
Der Erreger (*Vibrio cholerate*) befällt nur Menschen, keine Tiere. Er wird hauptsächlich durch den direkten Kontakt mit Erkrankten und Zwischenträgern (= Menschen, die den Erreger beherbergen, aber selbst nicht erkrankt sind) übertragen. Befindet sich der Erreger im Trinkwasser, kommt es meist zu Epidemien.

Symptome — Bereits einige Stunden nach der Ansteckung (es kann auch bis zu 4 Tage dauern) bricht die Krankheit aus. Zuerst äußert sich das mit Bauchschmerzen, starkem Erbrechen und Durchfall. Der reiswasserartige Brechdurchfall ist sehr gefährlich, weil Körperflüssigkeit und Mineralsalze in großen Mengen aus dem Organismus abgezogen werden. Der Stuhl ist dünnflüssig mit fauligem Geruch und wird nach kurzer Zeit wäßrig und ist oftmals mit Schleimfetzen vermischt. Das Erbrochene ist sauer und bitter und mit etwas Galle vermischt. Später wird es fade, eventuell mit Blut vermischt. Gelblicher Belag auf der Zunge, trockene Mundschleimhäute und Lippen und quälender Durst sind weitere Symptome. Durch den Salz- und Wasserverlust kommt es zur Verdickung des Blutes. Blutdruck und Temperatur sinken unter das normale Maß. Eventuell Krämpfe und Verkrampfung. Die Haut wird faltig und blaß. Heisere Stimme. Der Erreger ist im *Stuhl* feststellbar. Eine heftige Erkrankung kann unbehandelt schnell tödlich verlaufen. Sehr oft tritt die Krankheit auch nur in leichter Form auf mit Durchfall, Unwohlsein in unterschiedlichem Ausmaß. Das Erkennen der Krankheit ist dann schwierig. Außerdem kann der Erkrankte andere anstecken. Auch geimpfte Menschen können den Erreger im Darmsystem beherbergen, ohne oder nur leicht zu erkranken, und andere anstecken.

Lebensgefahr!

| Behandlung | Zuerst muß gegen den hohen Flüssigkeitsverlust vorgegangen werden: Reichlich gutes Wasser, verdünnte Säfte, Tee trinken. Gut ist es, den Getränken ein Nierenmittel (Solidago) beizufügen, um einer Harnvergiftung entgegenzuwirken.

Bei schwerer Erkrankung mit sehr starkem Brechdurchfall muß sofort vom Arzt eine Kochsalzinfusion erfolgen, weil alles andere oft direkt wieder ausgeschieden wird. In der Naturheilkunde gilt *Blutwurz* (*Potentilla tormentilla*) als hauptsächliches Mittel gegen Cholera: als Tinktur, Extrakt oder starker Teeaufguß aus den Wurzeln. Von der Tinktur stündlich mindestens 20 Tropfen in etwas Wasser einnehmen. Holzasche, Holz-, Kaffee- oder Lehmkohle oder Birkenkohletabletten mindestens 3× täglich 1 Teelöffel voll oder 2–3 Tabletten einnehmen. Das beruhigt den Darm, entfernt einige Erreger und ersetzt verlorengegangene Basen (Alkalien). Kelp(tabletten): gegen den Mineralsalzverlust, zur Normalisierung des Blutdrucks. Morgens 2–3 Kelptabletten und 1 Messerspitze Meersalz essen.

Petasites-Tabletten gegen Muskelkrämpfe 3–4× täglich einnehmen. Weißdorn-Tropfen, Honig, Blütenpollen helfen gegen Herzschwäche.

Von chemischen Drogen weiß man, daß Penicillin sich als unwirksam erwiesen hat und daß andere Antibiotika auch kaum etwas bewirken. Einzig Tetrazykline sollen gewisse Erfolge zeitigen können. Bei starkem Erbrechen soll die Droge ›Paspertin‹ (Metoclopramid, Kapseln und Tropfen) helfen. Nebenwirkungen: Bewegungs- und Hormonstörungen, Müdigkeit.

Chemopharmaka, die spezifisch zur Behandlung von Cholera wirksam sind, gibt es nicht. Gewisse Erfolge werden mit Infusionen von Stoffwechselprodukten der Erreger (Vibrionen), die – einer Impfung ähnlich – direkt auf den Erreger einwirken, erzielt. Das gleiche gilt bei der homöopathischen Aufbereitung des Erregers. |
|---|---|

Vorbeugung	Allgemein üblich ist die *Schutzimpfung,* die immer noch für einige Länder vorgeschrieben ist, obwohl die Weltgesundheitsorganisation (WHO) diese Schutzimpfung aufgrund ihrer geringen Wirksamkeit aus den internationalen Gesundheitsvorschriften herausgenommen hat.
Kein vollständiger Impfschutz	Die Impfung gewährt keinen vollständigen Schutz; leichte Erkrankungsformen sind trotzdem möglich. Zur Impfung erfolgen 2 Injektionen im Abstand von einer Woche. Wirksamkeit (wahrscheinlich nur 3 Monate): offiziell 6 Monate. Fast jeder fühlt sich danach für 1 bis 2 Tage nicht wohl: schwerer Arm, der etwas schmerzt, er schwillt evtl. an, Übelkeit und Schwindel sind möglich.

Weitere mögliche Nebenreaktionen: Kopfschmerzen, Fieber; Gallen- oder Nierenkoliken können ausgelöst werden.

Zur Verlängerung der Impfzeit nach 6 Monaten ist eine Auffrischungsinjektion für weitere 6 Monate nötig.

Wie bei allen Impfungen: besser nicht direkt vor Abreise vornehmen lassen! Wegen mangelnder Wirksamkeit (geringer Schutz und zu kurze Zeit wirksam) und starken Nebenwirkungen wird in letzter Zeit verstärkt nach einem neuen Cholera-Impfstoff geforscht.

Homöopathische Prophylaxe	Anstelle dieser Schutzimpfung wäre homöopathische Prophylaxe möglich. Darüber sollte man sich mit einem erfahrenen homöopathischen Arzt unterhalten.

Ansonsten kann eine gute körperliche Verfassung weitgehend vor einer Cholera-Erkrankung bewahren. Unterernährte, geschwächte und überanstrengte Menschen sind weitaus empfänglicher für diese Krankheit. Das zeigt sich auch daran, daß Cholera-Epidemien meist dort ausbrechen, wo gerade große Hungersnöte und Armut herrschen. Der Zivilisationsmensch sollte dennoch Vorbeugemaßnahmen treffen.

Fleckfieber (engl. typhoid fever)

Übertragung

Die Krankheit wird durch Rickettsien, die durch Ungeziefer wie Läuse, Zecken, Flöhe übertragen werden, verursacht. Menschen und Tiere können damit infiziert werden. Vor allem Mäuse und Ratten sind Überträger. Die Erreger befinden sich dann im Kot dieser Tiere und bleiben dort längere Zeit wirksam, auch wenn dieser trocken geworden ist! Die Ansteckungsmöglichkeiten sind groß.

Es ist selbstverständlich, daß eine gewisse Hygiene vor dieser Erkrankung schützen kann.

Fleckfieber kann auch in nördlichen Ländern auftreten, kommt aber in tropisch heißen Ländern häufiger vor, weil die Rickettsien sich dort besser vermehren können. Hauptsächliches Vorkommen: in Zentralafrika, Äthiopien, Balkanländer, Rußland.

Symptome

1–2 Wochen nach der Infektion treten die ersten Anzeichen auf: schwere Gliederschmerzen und Kopfweh, Frösteln, Fieber, welches schnell auf 40° C steigt, starke Bindehautentzündung und eine trockene, dicke Zunge. Nach einigen Tagen bis zu einer Woche tritt ein fleckiger *Ausschlag* auf: rosa bis hochrot, später schmutzigbraune Farbe. Stecknadelkopf- bis linsengroße Pusteln breiten sich über den ganzen Körper aus, mit Ausnahme von Gesicht und Nacken. Pusteln an Händen und Füßen sind ein typisches Zeichen für Fleckfieber. Oftmals Benommenheit wie bei Typhus. Delirium und steifer Nacken sind möglich. Das Fieber hält 1–2 Wochen an, verschwindet dann von selbst.

Behandlung

Antibiotika sollten hier angewendet werden. Die richtige Dosierung kann schnell und erfolgreich gegen die Vermehrung der Erreger wirken, z. B. das Breitbandantibiotikum ›Vibramyzin‹, täglich 2×1 für 5 Tage, täglich 1×1 für weitere 5 Tage einnehmen. Gleichzeitig sollten $3-5 \times$ täglich 20 Tropfen Echinacea eingenommen werden.

Strenge Bettruhe ist sehr wichtig in der akuten Phase der Krankheit. Viel Flüssigkeit, viele kleine Mahlzeiten. Siehe auch unter ›Fieber und Diät‹.

Kreislauf Der Kreislauf muß unterstützt werden (Weißdorn o. a.), weil die Hauptgefahr dieser Erkrankung bei einem Kreislaufkollaps liegt. Eine Lungenentzündung muß verhindert werden.

Gegen auftretende Herzschwäche: Weißdorn, Honig, Blütenpollen. Die Haut bedarf ebenfalls der Pflege: täglich mit Milchsäuretinktur reinigen. Hilft auch gegen den Juckreiz.

Wird nicht genügend Wasser gelassen, müssen auch die Nieren beachtet werden.

Ungenügend oder gar nicht behandelt, kann die Erkrankung gefährlich werden. Komplikationen im zentralen Nervensystem, in den Atmungsorganen oder im Kreislauf sind möglich.

Nach überstandener akuter Phase braucht der Kranke noch längere Zeit Erholung. Er kommt so auch besser dazu, Immunität gegen Wiedererkrankung zu erlangen. Fleckfieber hinterläßt dauernde Immunität.

Andere Rickettsien, die einen ähnlichen Krankheitsverlauf wie Fleckfieber haben, sind: Rocky-Mountains-Fieber (USA), Q-Fieber (Südeuropa, Australien), Tsutsugamuschi-Fieber (Japan).

Als Rickettsien wird eine *Bakteriengruppe* bezeichnet, die von Ungeziefer (Milben, Läuse, Flöhe, Zecken, Wanzen u. a.) übertragen werden. Dieses Ungeziefer kann auch Viren übertragen. In manchen Ländern des Mittelmeerraumes und

Zeckenbißfieber besonders in Afrika ist das sog. Zeckenbißfieber verbreitet. Vorsicht bei der Entfernung von Zecken (siehe dort).

Nach dem infizierten Zeckenbiß stellen sich Fieber und Schwellung der Lymphgefäße ein.

Behandlung Antibiotika sind möglich, aber nicht erforderlich. Es sei denn, die körpereigene Abwehrkraft ist sehr schwach. Propolis und Echinacea könnten hier ausreichend sein. Höhere Dosen Vitamin C bieten sich zusätzlich an. Ein Herz-Kreislauf-Mittel nehmen. Eine vitalstoff- und mineralsalzhaltige Ernährung ist wichtig. Kelp und Blütenpollen zur Stärkung einnehmen. Bettruhe einhalten.

Rückfallfieber (engl. relapsing fever)

Ist dem Fleckfieber ähnlich, kommt aber häufiger vor. Der bakterielle Erreger (Borrelien) kann in der ganzen Welt vorkommen.
Überträger dieser Krankheit können Läuse, Wanzen, Zecken sein.

Symptome Ca. 1 Woche nach der Ansteckung treten plötzlich Fieber, schnellerer Puls, Schüttelfrost und Kopfschmerzen auf, ähnlich wie bei einer Grippe. Leichter Hautausschlag ist möglich. Später kann es in der Leber- und Milzgegend ein Druckgefühl geben. Schweißausbruch und Fieberrückgang folgen.
Nach vorübergehendem Wohlbefinden kann immer wieder Fieber auftreten. Zieht sich möglicherweise mehrere Wochen hin. Dies führt zu Kräfteverfall.
Bei Fieberanstieg können die Borrelien im Blut nachgewiesen werden. Die Krankheit ist selten gefährlich, schwächt allerdings den Körper! Nach Erkrankung keine Immunität.

Behandlung Echinacea-Tinktur (3–5× täglich 20 Tropfen oder mehr) und/oder Propolis. Eventuell Penicillin. Ansonsten wie Fleckfieber behandeln.

Filariosis

Das sind Infektionskrankheiten, die durch einen haarfeinen Wurmparasiten verursacht werden. Er wird durch Mückenstich übertragen.
Zu dieser Krankheitsfamilie gehören: Elephantiasis, Loiasis, Onchozerkose.

Elephantiasis

Sie kommt in manchen Gebieten Asiens (Indien, Sri Lanka), Mittel- und Südamerika, Afrika vor. Meist in feuchttropischen Küstengebieten und Flußtälern.

Übertragung
Der Erreger ist eine 3 – 8 cm lange Wurmart (Filarien) und hat die Dicke eines Haars, die Erreger werden durch Stechmücken übertragen. Sie stechen nachts. Das Gefährliche an dieser Krankheit ist, daß die Eindringlinge oft Jahre brauchen, um heranzureifen. Über die Blutbahn gelangen sie in die Lymphgefäße, wo sie sich millionenfach vermehren.

Symptome
Zu Beginn Juckreiz, Fieber, Lymphschwellungen, bis manche Körperteile (Arm, Bein, Brüste, Penis) sich mehrfach vergrößern (daher stammt der Name der Krankheit!), Kopfschmerzen und Übelkeit kommen vor. Im Anfangsstadium treten bei Männern als typisches Symptom Hodenschmerzen auf, hervorgerufen durch Stauung und Entzündung in den geschwollenen Leistenlymphdrüsen. Der Schmerz entsteht entlang der Lymphgefäße und setzt sich in Richtung der Beine fort. Das gleiche kann bei den Achsellymphdrüsen beobachtet werden.

Der Nachweis der Filarien kann wahrscheinlich nur von Fachärzten in Tropenkrankenhäusern erbracht werden.

Behandlung
Hier kommt man nicht ohne Mittel der pharmazeutischen Industrie aus. Das als Malaria-Mittel bekannte ›Fansidar‹ soll hier recht zuverlässig wirken. Eine andere mögliche chemische Droge ist ›Hetrazan‹ (Diathylcarbamazin) zur Vernichtung der Mikrofilarien von Lederle. (Das englische Präparat heißt ›Banocide‹.) Davon ca. 4 Wochen tägl. 100 mg (1,5 mg per kg Körpergewicht) einnehmen. Dieses Mittel kann unangenehme Nebenwirkungen haben. Auf die erwachsenen Würmer wirkt Suramin.

Der Abbau der sterbenden Filarien führt oft zu Entzündungen und Herdreaktionen im Lymphsystem. Echinacea und Propolis mit in die Behandlung einbeziehen. Leberstärkungsmittel nehmen. Homöopathische Behandlung durch einen Arzt ist möglich (Arsenicum, Lycopodium, Hydrocotyle D6). Selbstbehandlung vom Laien sollte hier nicht durchgeführt werden! Weitere Neben- und Nachbehandlungen könnten erforderlich sein.

Loiasis (La o Loa)

Kommt im afrikanischen tropischen Regenwald vor und wird durch eine Bremsenart – Loa Loa genannt – übertragen. Sie stechen tagsüber. Mit dem Stich geben sie Larven ein, die im Körper zu Würmern heranreifen. Ihr Aufenthaltsort ist das Zellgewebe der Unterhaut.

Symptome | 3–12 Wochen nach der Infektion treten typische Schwellungen (Kalaba-Schwellung genannt) auf. Sie können jucken und schmerzen. Nach einigen Stunden oder Tagen verschwinden sie und erscheinen immer wieder an verschiedenen Stellen. Vor allem an Handgelenken, Knöcheln, Gesicht. Sie können in die Bindehaut der Augen wandern, was sehr unangenehm schmerzt und tränt; Lichtempfindlichkeit. Unter Umständen kann man diese Wanderfilarien unter der Haut wahrnehmen.

Behandlung | Hetrazan, Fansidar. Einen Arzt aufsuchen.

Onchozerkose (Onchocerciasis – engl. river-blindness)

Vorkommen: in vielen Teilen Afrikas und bestimmten Gebieten von Mittel- und Südamerika. Stechmücken (Kriebelmücke), die auf Gewässern brüten, übertragen durch ihren Stich tagsüber den Filarien-Erreger.

Symptome	Mehrere Wochen, bis zu 2 Jahren, kann es dauern, bis sich nach dem(n) Stich(en) erbsengroße Klümpchen unter der Haut bilden. In Amerika bekommt man die Klümpchen hauptsächlich auf dem Kopf und am Oberkörper. In Afrika treten die Symptome am Unterkörper und an den (Ober-)Schenkeln auf, vorrangig an Stellen, wo die Haut direkt auf dem Knochen aufliegt. Meist sind es nicht mehr als 3 oder 6 Klümpchen. Sie wachsen langsam zu einer Größe von 2–3 cm Durchmesser, dies geschieht meist ohne Schmerzen. Sie können jucken, die Haut kann dick, dunkel und schuppig werden. In diesen Klümpchen liegen die erwachsenen Würmer. – Wenn die Filarien in die Hornhaut der Augen gewandert sind, kommt es dort zu Entzündungen, Rötungen und Tränen. Die Hornhaut kann narbig werden, wenn die Infektion sich häufig wiederholt. Als Ergebnis kann dann Erblindung eintreten.
Behandlung	Gleiche Behandlung wie Elephantiasis und Loiasis. Hetrazan könnte riskant sein, wenn bereits eine Verletzung der Augen begonnen hat. Die Krankheit wird in erster Linie von den Larven und deren Ausscheidungsprodukten verursacht. Sobald als erstes Zeichen Klümpchen erscheinen, sollte etwas unternommen werden! U. U. ist ihre operative Entfernung nötig, um die Anzahl der Larven zu verringern. Arzt!

Hirnhautentzündung (Meningitis)

Es werden zwei verschiedene Entstehungsformen dieser Erkrankung unterschieden:
Im fortgeschrittenen Stadium einer Infektionskrankheit kann der Erreger bis ins Gehirn vordringen. Diese allerdings recht seltene Möglichkeit besteht z. B. bei Mumps, Grippe, Tbc, Syphilis, Kinderlähmung, Infektionen im inneren Ohr (Mittelohrentzündung), Furunkel im Gesicht.

Bei der sog. *epidemischen Meningitis* wird die Hirnhautentzündung direkt durch die Bakterien (*Meningokokkus*) ausgelöst. Dieses Bakterium kommt in der ganzen Welt vor, allerdings verstärkt in den Tropen.

Übertragung Die Übertragung von epidemischer Meningitis erfolgt von Mensch zu Mensch durch Körperkontakt; wobei nicht jeder erkrankt, aber Zwischenträger sein kann.

Oftmals tritt diese Krankheit epidemieartig auf. Das kann vor allem während der Trockenzeit (März/April in Nigeria, Sudan, Brasilien) in Savannengebieten der Fall sein.

Symptome Ein bis mehrere Tage nach der Infektion beginnt die Erkrankung mit Erscheinungen wie Abgespanntheit, Frösteln, Bauch- und Gliederschmerzen. Danach kommt es zu plötzlichem Temperaturanstieg, heftigen Kopfschmerzen, Erbrechen. Die Nackenmuskulatur wird zunehmend steif (Nackenstarre); der Kopf kann vor Schmerzen kaum nach vorn gebeugt werden. Lichtempfindlichkeit, Kiefersperre. Im Verlauf der Krankheit können Muskelkrämpfe und psychische Veränderungen, wie Verwirrungszustände, auftreten. Vorübergehende Hautausschläge und Lähmungen (z. B. Augendeckel) sind möglich. Die Krankheit muß behandelt werden, bevor die Entzündung das Gehirn erreicht. Es besteht Lebensgefahr.

Die Symptome sind bei beiden Entstehungsformen ähnlich. Soll festgestellt werden, um welche Form es sich handelt, müssen das Nervenwasser und das Blut untersucht werden.

Bei folgenden Symptomen: heftigen Kopfschmerzen, steifem Nacken, hohem Fieber und eventuellen Verwirrungszuständen muß mit einer Hirnhautentzündung gerechnet werden! Das Beklopfen der Knochen von Armen und Beinen löst starke Schmerzen aus. Antibiotika (Penicillin und Sulfonamide) sind unbedingt nötig! Nur ein Arzt kann Näheres sagen.

Kopfgrippe (Encephalitis)

Reisenden, die für längere Zeit in ländlichen Gebieten Südostasiens (Nord-Thailand, Burma, Süd-China, Nepal, Indien) unterwegs sind, wird empfohlen, sich gegen die *japanische Encephalitis* impfen zu lassen. Diese gefährliche Gehirnhautentzündung, die bleibende Gehirnschäden verursachen oder sogar tödlich verlaufen kann, hat in den letzten Jahren zugenommen. Inzwischen steht ein gut verträglicher Impfstoff zur Verfügung, der vor der Abreise im Abstand von 1 – 2 Wochen gegeben wird und etwa für 1 Jahr Schutz bietet. Eine weitere Impfung nach 1 Jahr schützt sogar 4 Jahre lang.

Gelbfieber (engl. yellow fever)

Kommt in Afrika, Mittel- und Südamerika vor. Der Virus-Erreger wird von einer Stechmücke (*Aedes aegypti*) übertragen. Die Aedes-Mücke kommt überall in den Subtropen und Tropen vor, sie überträgt auch andere Krankheiten, wie das Dengue-Fieber und Filariosis. Die Mücken nisten sich nicht nur in Sumpfgebieten und am Wasser ein, sondern auch in menschlichen Wohnstätten.

Symptome

Nach der Ansteckung mit diesem Virus kommt die Krankheit nach ca. 1 Woche zum Ausbruch. Wie bei vielen Tropenkrankheiten kommt es zuerst zu Fieber mit Schüttelfrost, Kopf- und Gliederschmerzen, Appetitlosigkeit, krankhafter Müdigkeit. — Das *Fieber* schnellt in der Regel sofort auf 41° C hoch, und sinkt nach 2 – 3 Tagen auf ca. 38° C. Meist erhöht sich mit dem Fieber auch der Puls; steigt er nach Absinken des Fiebers weiter, muß etwas anderes im Spiel sein. — Der Virus greift sehr schnell zerstörend um sich. In wenigen Tagen beginnt er bereits mit der Zerstörung von Organzellen. Zuerst die *Leber,* die zwar weich bleibt, sich aber etwas vergrößern kann. Verfettung der Leberzellen, Nekrose (absterbendes Gewebe) und Blutüberfüllung (Hyperaemie) sind baldige Folgen. Ab ca. 3. Tag Ikterus (Gelbfärbung der Haut), vor allem der weißen Haut der Augen (Skleren). Gleichfalls sind die *Nieren* in Gefahr. Weiterhin werden Herz und das Lymphsystem angegriffen. Blutiges Erbrechen und starke Kreislaufstörungen stellen sich ein. Je später diese Gelbsucht nach den anderen Symptomen auftaucht, je stärker ist der Organismus in seiner Abwehrkraft, was sich dann auch auf den weiteren Heilungsverlauf erfolgversprechend auswirkt.

Behandlung
Es wurde noch kein spezifisches Heilmittel (Virus-Mittel) entdeckt. Soweit bekannt, ist man hier darauf angewiesen, die einzelnen betroffenen Organe und Krankheitserscheinungen zu behandeln. In erster Linie alle zur Verfügung stehenden Leber- und Nierenmittel (siehe dazu unter ›Pflege der Leber‹ und ›Pflege der Nieren‹) einsetzen.

Echinacea und Propolis schwächen die Viren. An Herz- und Kreislaufmittel denken. Viel Flüssigkeitsaufnahme, um einer Blutverdickung entgegenzuwirken.

Ernährung
Anfangs wird der Kranke kaum feste Nahrung zu sich nehmen können, weshalb er mit Flüssignahrung ernährt werden muß. Verdünnte Säfte und Milchsäure sind hilfreich.

Kommen alle Krankheitserscheinungen voll zum Ausbruch, ist es lebensgefährlich! – Wer einmal eine Gelbfiebererkrankung erfolgreich überstanden hat – auch, wenn sie nur in leichter Form aufgetreten ist –, ist immun gegen weitere Ansteckung.

Vorbeugung
Die Schutzimpfung ist für Teile der angegebenen Gebiete Pflicht. Es ist ratsam, diese durchzuführen, da eine Behandlung von Gelbfieber kaum möglich ist. Die Impfung ist 10 Jahre gültig, obwohl ihre Wirkung lebenslang anhalten soll. – Für manche Menschen kann die Impfung nachtei-

lig sein. Dies muß vorher geprüft werden. Schwangere und Babys sollten nicht geimpft werden. Es ist ratsam, die Gelbfieber-Impfung nicht gleichzeitig mit einer Pocken-Impfung durchzuführen, vor allem dann nicht, wenn jemand empfindlich ist. Außerdem sollte diese Impfung nicht erst kurz vor der Abreise durchgeführt werden (am besten 4 Wochen vorher). Die Gelbfieber-Impfung gilt als sicherer Schutz vor Erkrankung.

Gelbsucht (Hepatitis, auch in engl.)

Eine Virus-Erkrankung, die überall auf der Welt vorkommen kann; verstärkt in tropisch heißem Klima. Der Virus ist gefährlich, wenn die Abwehrkraft schlecht ist und die Leber nicht richtig funktioniert. Allein durch die Belastung des ungewohnten Klimas kann die Leberfunktion bereits gestört sein und von daher anfälliger für diese Erkrankung werden.

Zwei Hauptformen werden unterschieden:

Infektiöse Hepatitis
: die durch Speichel, Blut, Urin, Stuhl eines Erkrankten übertragbar ist, d. h., auch von ihm benutztes Geschirr könnte infektiös sein (desinfizieren!).

Inkubationszeit: 1–6 Wochen.

Serum-Hepatitis
: Als Serum-Hepatitis wird die Übertragung durch Blut (Aufnahme des Virus durch Hautverletzungen, infizierte Spritze, Bluttransfusion u. a.) bezeichnet.

Inkubationszeit: 1–6 Monate.

Symptome
: Mattigkeit, Appetitlosigkeit, Übelkeit, Schmerzen unterm rechten Rippenbogen sind möglich sowie Abneigung gegen Fett, Nikotin, Alkohol. Oft kommt es zu Fieber bis zu 39° C. Haut und Augenweiß färben sich gelb (Gelbsucht), zunehmend in den ersten 2–3 Wochen. Evtl. Juckreiz. Urin wird bierbraun dunkel; heller, lehmfarbener Stuhl.

Die genannten Anzeichen treten nicht immer eindeutig auf, mitunter auch nur einzelne Symptome, die dann auch von einer anderen Erkrankung stammen können. Eine Blutuntersuchung ist nötig.

Allgemein ist der Betroffene für 2 Wochen sehr krank und fühlt sich weitere 1−3 Monate sehr schwach.

Behandlung
Sie besteht in erster Linie aus einer Leberdiät, die durch Leber-Naturheilmittel unterstützt wird. Siehe hierzu näheres unter ›Pflege der Leber‹. Für ca. 1 Jahr auf keinen Fall Alkohol trinken! Nach Abklingen der Krankheit sollte noch längere Zeit eine gute Leberpflege erfolgen! Ansonsten erfordert Hepatitis keine Medikamente. Antibiotika sind hier völlig nutzlos! Auch andere chemische Medikamente könnten hier mehr Schaden anrichten als nützen. Wird Hepatitis nicht ausgeheilt, kann es zu einem chronischen Leberleiden, das sich später zu einer Zirrhose (Schrumpfleber) entwickeln kann, kommen.

Vorbeugung
Es kann außer der regelmäßigen Einnahme von natürlichen Leberstärkungsmitteln (vor allem in der Anfangszeit) kaum etwas getan werden. Von Hepatitis-Kranken fernhalten und auf Desinfektion achten.

Hakenwurmkrankheit (Ancylostomiasis − engl. hookwormdisease)

Der Hakenwurm kommt in sämtlichen tropischen und subtropischen Gebieten der Erde vor. Südeuropa und das südliche Gebiet der USA sind teilweise auch damit verseucht (Kot erkrankter Menschen).

Übertragung
Die Infektion erfolgt meist durch Barfußlaufen, auch an den Stränden dieser Gebiete. Ungefährlich ist es nur dort, wo das Meerwasser drüberspült. Ansonsten können die Larven sich bis zu 2 Jahren auf der Erde halten.

Nach dem Eindringen der Larven in die Fußsohle (durch die unverletzte Haut) entstehen Juckreiz und unangenehmes Brennen. Winzige, oftmals entzündliche Bohrgänge können wahrgenommen werden (sog. *Hautmaulwurf*), Chloräthyl und danach Milchsäure könnte hier helfen.

Oftmals wandern die Larven aber auch direkt über die Blut- und Lymphbahn in den *Dünndarm,* wo sie sich an der Schleimhaut festsetzen, zum Wurm entwickeln und zu ihrer Ernährung Blut aus den Darmwänden saugen. Je nachdem, wie zahlreich sie vorhanden sind, besteht die Gefahr einer Anämie (Blutarmut). Außerdem bewirken sie ständig leichte Darmblutungen.

Symptome Mattigkeit, Bauchschmerzen, Verdauungsstörungen (Verstopfung und Durchfall), Blähungen, Sodbrennen. Bei zunehmender Blutarmut: Hautblässe. Blut im Stuhl ist möglich. Bei starkem Befall kann sich der Stuhl schwarz färben.

Bei guter Ernährung kann sich die Erkrankung über längere Zeit ohne eindeutige Symptome hinschleppen. Die Vortäuschung eines Magengeschwürs ist möglich.

Im späteren Stadium können sich Schwindelanfälle, Kopfschmerzen und Ohrensausen einstellen. Der Betroffene fängt an zu frieren, weil durch den Eisenmangel im Blut auch die Sauerstoffaufnahme vermindert wird. Hält die Anämie längere Zeit an, wird das Herz geschädigt (Herzerweiterung), Ödeme an Beinen, Knöcheln und Augenlidern (Kissen) sind möglich.

Der Hakenwurm ist zäh – er lebt bis zu 15 Jahren. Wird nichts gegen ihn unternommen, hat er gute Chancen, gerade schwächliche und mangelhaft ernährte Menschen zu vernichten. Bei einer *Stuhluntersuchung* können die Eier des Wurms darin nachgewiesen werden.

Eventuell Blutuntersuchung im Anfangsstadium, wenn die Larven sich noch auf ihrer Wanderung in den Darm befinden.

| Behandlung | Vermox (Mebendazol), ein Breitspektrum-Wurmmittel (auch für Spul-, Maden- und Peitschenwürmer) soll hier recht gut wirken.

Harmloser ist auf jeden Fall die Behandlung mit Papain (Tabletten oder Papaya-Kerne): 30 Kerne oder 2 Tabletten *vor* jeder Mahlzeit einnehmen. Wie öfter erwähnt, wirkt es auf Parasiten, die sich im Darm befinden, vernichtend. Okoubaka D4.

Gegen die entstandene Blutarmut muß etwas getan werden – je nachdem wie massiv der Wurmbefall war. Gewisse Blutmengen sind immer verlorengegangen.

Aprikosen, Kelp, Honig, Blütenpollen helfen hier sehr gut.

Zwergfadenwurmkrankheit (Strongyloides)

In feuchten Tropengebieten kann man sich mit dem Zwergfadenwurm auf die gleiche Weise wie mit dem Hakenwurm infizieren. Er wandert auch in den Darm. Schmerzen in der Magengegend und Durchfälle sind möglich. Nachdem die Würmer über die Haut eingedrungen sind, bilden sich mitunter Quaddeln, die jucken. Die Eier sind im Stuhl nachweisbar.

Behandlung wie bei ›Hakenwurm‹, evtl. Vermox oder Minzolum (Tiabendazol).

Vorbeugend: gegen Hakenwurm und Zwergfadenwurm-Erkrankung regelmäßig Papain oder Okoubaka D4 *nach dem Essen* einnehmen.

Kinderlähmung (Poliomyelitis)

Diese Viruserkrankung kommt auf der ganzen Welt vor; verstärkt in den Tropen.

Die Übertragung kommt durch Kontakt mit infizierten Menschen (auch Zwischenträger), Nahrung, Geschirr usw. zustande.

Auch wenn es ›Kinderlähmung‹ heißt, können Erwachsene erkranken! Ob es zu einer Erkrankung kommt, oder wie stark sich diese entwickelt, hängt in erster Linie von der allgemeinen körperlichen Verfassung und Abwehrkraft der jeweils davon Betroffenen ab.

Symptome
Oftmals kommt es bei einer Infektion mit den Polioviren nur zu einem unbedeutenden Krankheitsausbruch mit Erscheinungen wie Kopfweh, Fieber, Durchfall, Halsschmerzen, die nach kurzer Zeit wieder verschwinden.

Bei ca. der Hälfte der Infizierten kann sich die Krankheit nach den o. g. Anfangssymptomen weiterentwickeln: mit Temperaturanstieg, Schweißausbrüchen, Muskelschmerzen, Überempfindlichkeit der Haut. Ist die Abwehrsituation sehr schlecht und erreichen die Viren das Zentralnervensystem, so kommt es zu den gefürchteten Muskellähmungen, die unterschiedlich stark sein können.

Behandlung
Immer, wenn allgemeine Krankheitszeichen wie die o. g. Anfangssymptome auftreten, ist es notwendig, die Abwehrkräfte des Körpers zu fördern: in hohen Dosen Echinacea, Propolis, Vitamin C einnehmen. Und alle nur möglichen Mittel einsetzen, um die Körperfunktionen zu unterstützen: Blütenpollen, Kelp, Hefe, Nieren- und Lebermittel. Kräftiges Schwitzen könnte bereits das Schlimmste abwenden, wenn gleichzeitig für eine gute Ableitung der Giftstoffe gesorgt wird (Nieren- und Darmtätigkeit anregen). Wiederholtes Schwitzen, evtl. Saftfasten für einige Tage. Kalkpräparate sind hilfreich.

Homöopathisch: Gelsenium D6.

Tritt keine Besserung ein, einen Arzt aufsuchen.

Vorbeugung
Schutzimpfung (Schluckimpfung) gibt einen sicheren Schutz für ca. 7 – 10 Jahre oder Dauerschutz, jedoch nur für den jeweiligen Erreger. Soweit bekannt, ist diese Impfung gut verträglich und ohne Nebenwirkungen.

Leishmaniosen

Die Krankheitserreger heißen Leishmanien und werden von kleinen Sandfliegen (*Phlebotomen*) übertragen, die sich hier und dort in Scharen in Niederungen aufhalten. Insektenschutzmittel anwenden! Verschiedene Erkrankungsmöglichkeiten.

Kala Azar
(Viszerale Leishmaniose – engl. dumdum fever, black sickness)

Diese Krankheit tritt vor allem in den Mittelmeerländern, in Ostindien und Südostasien sowie in Ostafrika auf.

Symptome
Bis erste Symptome auftreten, können viele Wochen vergehen: Müdigkeit, Abgeschlagenheit, Fieber. Unregelmäßige Fieberschübe für mehrere Wochen. Milz und Leber schwellen an; Gewichtsverlust; Hautblässe (durch zunehmende Blutarmut); zunehmendes Krankheitsgefühl; Hautpartien können sich grau verfärben. In manchen Fällen können Bronchitis oder Durchfall auftreten.

Schreitet die Krankheit weiter fort, kommt es zur Zerstörung verschiedener Organe (Leber, Milz, Knochenmark u. a.).

Im Anfangsstadium ist die Diagnose schwierig; spezielle Tests des Gewebes und der Haut (Milz-, Leber-, Knochenmarkspunktat) sind dazu notwendig. Eventuell Bluttest.

Bei Verdacht auf Kala Azar möglichst ein Tropenkrankenhaus aufsuchen!

Behandlung
In den Anfangsstadien der Krankheit mit Diamidinen wie Pentamidin (Lomidin).

Im späteren Krankheitsstadium ist die Behandlung sehr schwierig. – Leberstärkungsmittel. – Papain. Blutbildende Mittel. Stärkungsmittel: Pollen, Kelp u. a.

Espundia (American leishmaniosis)

Symptome
Sie tritt in Mittel- und Südamerika auf. Bei dieser Form werden die Schleimhäute von Mund, Rachen und Nase befallen; es bilden sich Geschwüre, die sich ohne Behandlung jahrelang halten können. Die Geschwüre selbst sind nicht lebensgefährlich, stellen aber eine Brutstätte für andere Bakterien dar.

Behandlung
Propolis, Milchsäure und Honig. Ansonsten Amphotericin (Heyden) anwenden; starke Nebenwirkungen möglich.

Orientbeule (engl. skin leishmaniosis)

Sie tritt im östlichen Mittelmeerraum, Nahen und Mittleren Osten, Ost- und Westafrika auf.

Symptome
2–3 Wochen nach dem Stich bildet sich ein knopfgroßes Geschwür von rotbrauner Farbe, mit einem Rand oder von schmutzig-weißen Schuppen umgeben. Die nächstgelegenen Lymphdrüsen sind geschwollen.

Unbehandelt heilt die Orientbeule allmählich (bis zu 1 Jahr) ab und hinterläßt eine narbige Vertiefung. Bei langsamer Heilung entwickelt der Organismus Immunität gegen Wiedererkrankung.

Behandlung
Da jedes Geschwür, jede Wunde usw. eine Brutstätte für Bakterien darstellt, sollte hier eine Wundauflage erfolgen: Wattebäuschchen in Echinacea, Propolis oder Milchsäure getränkt auflegen. Nachbehandlung mit Beinwellsalbe und Johanniskraut-/Calendula-Öl.

Eine ähnliche Haut- und Schleimhautleishmaniose, die in Mittel- und Südamerika vorkommt, kann sich weiter ausdehnen und schwere Zerstörungen bewirken. Diese Form muß mit Antimon- oder Diamidinpräparaten behandelt werden. Die Leishmanien werden aus den Geschwüren nachgewiesen.

Lepra/Aussatz (engl. leprosy)

In Europa ist diese Krankheit verschwunden, kommt aber noch recht verbreitet in manchen Gebieten Afrikas (Äquatorgebiet), Asiens (vor allem in Indien) und Südamerikas vor. Die Wissenschaft hat bislang lediglich den Erreger (*Mycobacterium leprae*) entdeckt, der dem Tbc-Erreger sehr ähnlich ist. Über den Verlauf der Ansteckung wurde noch nichts Genaues herausgefunden. Es wird nach wie vor angenommen, daß die Infektion durch Berührung mit einem Erkrankten – u. U. Gegenständen, die er berührt hat – zustande kommt. Auch könnten Fliegen an der Übertragung beteiligt sein. Allerdings wird die Mehrzahl der Lepra-Erkrankten heute nicht mehr als ansteckend bezeichnet; deshalb werden auch nur noch Erkrankte mit infektiösen Hauterscheinungen isoliert. – Auch weiß man nicht genau, wie lange es dauert, bis die Krankheit zum Ausbruch kommt. Die Inkubationszeit soll Monate, Jahre oder sogar Jahrzehnte dauern können.

Übertragung

Es wird vermutet, daß sich in erster Linie Kinder und Jugendliche mit den Lepra-Bakterien infizieren können. Die Krankheit kommt dann meist erst im Erwachsenenalter zum Ausbruch.

Da Lepra hauptsächlich in unterentwickelten Gebieten auftritt, wo viel Hunger herrscht, kann angenommen werden, daß vor allem geschwächte und unterernährte Menschen anfällig sind.

Symptome

Die Krankheit entwickelt sich meist schleichend und über einen längeren Zeitraum. Die ersten Erscheinungen zeigen sich als Entzündungen (Flekken, Knötchen usw.) auf der Haut, welche in Geschwürbildung übergehen können. Haarausfall (besonders der Augenbrauen), veränderte Gefühlslage sind die Folgen. Mit der Zeit können die Hautentzündungen auf Sehnen, Knorpel, Muskeln und Knochen übergreifen. Gefahr der Verstümmelung. Die Schleimhäute der Augen (Gefahr der Erblindung) und der Nase können betroffen werden. Im Gefolge dieser Erscheinungen treten Fieber und stetiger Kräfteverfall auf.

Diagnose Zur Diagnose werden die befallenen Hautstellen und der Nasenschleim untersucht (Lepromin-Test).

Wird die Erkrankung frühzeitig genug erkannt, kann sie heute geheilt werden. Allerdings ist der Heilungsprozeß langwierig.

Behandlung Sulfonamid-Präparate kommen hier oft zur Anwendung. Injektionen mit Fatol sollen recht erfolgreich und auch weniger giftig als andere Mittel sein.

Ein Pflanzenpräparat — das Chaumoogra-Öl — findet auch oft Anwendung, gilt aber nicht als sehr hilfreich. Weiterhin ist es wichtig, daß der Kranke eine *möglichst gute Nahrung* erhält. Jede Mangelerscheinung muß vermieden werden. Wie bei Tbc ist auch hier vor allem *kalkreiche Nahrung* wichtig. Zusätzliche Einnahmen von Kalkpräparaten und Kelp sind günstig. Blütenpollen, Vitamin D (Sonnenbaden). Hautpflege und Beinwellsalbe zur Nachbehandlung sind wichtig.

Malaria

Es werden 4 Malaria-Arten unterschieden: tertiana, quartana, falciparum/ovale und tropicana. Alle 4 werden von einer Stechmücke (*Anopheles*) übertragen. Hauptsächlich sticht sie in der Dämmerung und nachts. Die Mücke saugt den Malaria-Parasiten aus dem Blut eines infizierten Menschen und bringt ihn dann zum nächsten, den sie sticht.

Vorkommen Malariaverseucht sind viele Gebiete der Erde: Zentral- und Südamerika (vor allem das Amazonasgebiet), Zentral- und Südafrika, der Mittlere Osten und Südostasien. Mücken brüten in Sumpfgebieten und Gewässern. *Malaria tropicana* ist die gefährlichste Art. Anfangssymptome treten nach ca. 8 Wochen auf; bei tertiana und ovale nach ca. 2–3 Wochen; quartana kann noch nach 3–6 Wochen beginnen. Bei allen besteht die Möglichkeit, daß die Erkrankung noch nach Monaten zum Ausbruch kommen kann, auch wenn man wieder zu Hause ist.

Der Krankheitsverlauf als solcher ist zu umfangreich, um ihn hier zu beschreiben.

Malaria tertiana ist die häufigste Erkrankungsform, tropicana die gefährlichste.

Symptome Zunächst Brechreiz, starke Kopfschmerzen, bleierne Müdigkeit, starke Rückenschmerzen, Muskelschmerzen (diese Erscheinungen treten bei tropicana wesentlich stärker auf als bei den anderen Arten), Durchfall ist möglich. Die Temperatur steigt mit gleichzeitigem Frösteln. Bauchschmerzen. Entwickelt sich kein Fieber, so ist das viel gefährlicher und erschwert die Diagnose. Normalerweise steigt das Fieber auf 40/41° C an, auch der Puls steigt. Es kommt immer wieder zu Fieberschüben mit Schüttelfrost, die zunächst häufig auftreten (bei quartana in einer gewissen Regelmäßigkeit von 4 Tagen, später kehren sie in größer

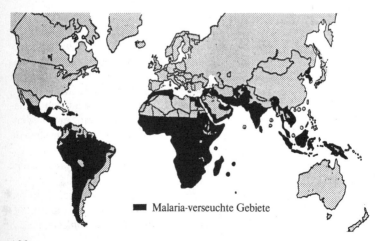

■ Malaria-verseuchte Gebiete

werdenden Abständen wieder). Solche Schübe können auch nach Monaten und Jahren wieder auftreten. Im Laufe der Zeit treten diese Fieberanfälle in immer schwächer werdender Form auf.
Bei Verdacht: Blutuntersuchung!

Langzeitschäden

Wird Malaria ungenügend oder gar nicht behandelt, können sich erhebliche Schäden für Leber, Herz oder gar für das Gehirn ergeben. Schwerwiegende Veränderungen im Blut- und Lymphsystem sind möglich. Ohne Behandlung kann Malaria (vor allem tropicana) – bei körperlich schwachen Menschen – schnell zum Tode führen.

Behandlung

Die Malaria-Erreger sind sehr zäh. Sie sind schwer zu bekämpfen. Sind Mittel zur Vorbeugung (siehe im nachfolgenden Text) eingenommen worden, tritt die Infektion wesentlich schwächer auf. Tertiana und quartana können bereits nach einigen Tagen unter Kontrolle gebracht werden, während tropicana in einem Hospital behandelt werden sollte, weil es zu Komplikationen kommen kann.

Für eine naturheilkundliche Behandlung kommt *Chinin* in Frage: in den Dosen D4, D6, D12. Bei einer empfindlichen Leber D12. 3× täglich mindestens 20 Tropfen *Echinacea* einnehmen.

In schweren Fällen wird vom Arzt Chinin gespritzt. Evtl. ist *Chemotherapie* nötig: mit Resochin (Chloroquin), Primaquine, Fansidar (Pyrimethamin mit Sulfadoxin).

Gute *Leberpflege* ist wichtig (siehe dort) und vorzugsweise eine Leberdiät. Milcheiweiß soll hemmend auf die Malaria-Erreger wirken.

Spilanthes-Tinktur, die bei uns nicht bekannt ist, kann nützlich sein: täglich 3×20 Tropfen einnehmen. Das hilft auch gegen die Kopfschmerzen und wirkt günstig auf die Nieren.

Petasites-Präparate helfen gegen Kopfschmerzen und Krämpfe.

Gute *Nierenpflege* ist wichtig (siehe dort). Funktionieren die Nieren und die Leber nicht richtig, kann sich das Schwarzwasserfieber einstellen.

Herz und Kreislauf brauchen Unterstützung.
Die *Milz* vergrößert sich. Naturmittel, die auf die Lymphe wirken, sind hier recht hilfreich: Meerrettich und Bartflechte (*Usnea*) können recht gut unterstützen; sonst Papain.
Das *Blut* oder das Knochenmark muß zur Bildung von roten Blutkörperchen angeregt werden, denn die Plasmodien zerstören diese zunehmend. Gefahr der Anämie besteht. Kupfer- und Eisenpräparate und entsprechende Nahrungsmittel helfen.
Eukalyptus-Blättertee gegen das Fieber trinken; Waschungen damit sind gut.
Orangenkerne eine Zeitlang in Wasser stehen lassen und dann langsam aufkochen. Absud trinken kann hilfreich sein.
Pampelmusen enthalten etwas Chinin. Zusätzlich empfiehlt sich die Einnahme von Blütenpollen und Kelp zur allgemeinen Wiederherstellung. Das Blut und der Kreislauf sowie das Herz werden so günstig beeinflußt und gestärkt.

Vorbeugemaßnahmen	Gegen Malaria gibt es bislang keine richtige Schutzimpfung. Die Vorbeugung besteht sozusagen aus einer Dauerbehandlung der Krankheit durch Einnahme von Medikamenten in kleinen Dosen, die bei Erkrankung erhöht werden. So wird weitgehend verhindert, daß, wenn Malaria-Erreger eindringen, diese größeren Schaden anrichten. Es ist zu empfehlen, in Malaria-Gebieten entsprechende Prophylaxe durchzuführen. − Für Kenia und Tansania wird Lariam empfohlen.
Homöopathie	Vorbeugung mit homöopathischen Mitteln: Chinarinde, Kupfersulfat und Eukalyptus werden abwechselnd eingenommen. China (vom Chinarindenbaum) allein sollte nicht über einen längeren Zeitraum eingenommen werden. Nebenwirkungen. Nicht gut für eine empfindliche Leber. Täglich 5−10 Tropfen von einem der Mittel: Eucalyptus D2, China D6 oder D12, Cuprum sulfuricum D4. Möglicherweise kann ein homöopathischer Arzt noch anderes empfehlen.

Wird gleichzeitig *Echinacea* zur Vorbeugung gegen Infektionskrankheiten eingenommen, hat man einen recht guten Schutz.

Chemotherapie — Entscheidet man sich für chemotherapeutische Prophylaxemittel, dann sollte man lieber zwei verschiedene Mittel abwechselnd oder zusammen einnehmen, weil die Malaria-Erreger gegen das eine oder andere Mittel in manchen Gebieten unempfindlich geworden sind. Alle diese Mittel haben Nebenwirkungen: Resochin (im Langzeitgebrauch Netzhauterkrankung), Daraprim (Magen-Darm-Störungen), Fansidar (Magen-Darm-Störungen, Allergien, Kopfschmerzen, Übelkeit). Fansidar soll nicht bei Leber- und Nierenleiden und während der Schwangerschaft genommen werden!

2–4 Wochen bevor man in ein Malaria-Gebiet einreist, sollte mit der Einnahme der Prophylaxe-Mittel begonnen werden; und noch 4–6 Wochen nach der Ausreise (auch, wenn man inzwischen wieder daheim ist!) die Mittel einnehmen!

Weiterhin sollte man sich vor *Mückenstichen schützen!* In manchen Gegenden ist es angebracht, unter einem Moskitonetz zu schlafen oder nachts Moskitocoils abzubrennen. Mit Insektenschutzmittel einreiben. Dazu Zitronellenöl (kann man auch unterwegs kaufen) oder Eukalyptusöl benutzen (oder getrocknete Blätter auf der Haut zerreiben oder Zweige ins Lagerfeuer werfen). In der Dämmerung und abends kann entsprechende Bekleidung bereits viele Stiche verhindern, wenn man sich vorher mit einem Schutzmittel eingerieben hat.

Moskitocoils (margin label)

Schwarzwasserfieber

Es kann als Folge von Malaria auftreten, wenn die Erkrankung nicht richtig behandelt oder auskuriert wurde. Die Tätigkeit von Leber und Nieren versagt gleichzeitig. Es kommt zu einer plötzlichen

| | Zerstörung der roten Blutkörperchen. Der Urin verfärbt sich braun-schwarz vom Blutfarbstoff, der in großen Mengen freigesetzt wird. |

Behandlung: Chemische Medikamente sollen hier vermieden werden. Gute Nieren- und Herz-/Kreislaufmittel helfen vorrangig, dazu die Pflege der Leber. Auch nach Abklingen des akuten Stadiums ist dies noch längere Zeit zu beachten. Feucht-heiße Wickel regen die Hauttätigkeit an. Viel Flüssigkeit zu trinken hilft.

Die hier oft üblichen Bluttransfusionen können sehr gefährlich sein! Wenn das akute Stadium überstanden ist, muß der Blutarmut massiv begegnet werden, am besten mit eisen- und kupferhaltigen Präparaten. Blütenpollen und Kelp kann man in die (Nach-)Behandlung miteinbeziehen. Akupunktur, verbunden mit Novocain, könnte gute Dienste leisten.

Diese Krankheit darf sich auf keinen Fall wiederholen, weil sie dann viel schlimmer auftritt. Der Organismus kann es kaum verkraften, diese Krankheit noch mal mitzumachen. Der Kranke soll nach der akuten Krankheitsphase, während der er nicht transportiert werden soll, das malariaverseuchte Gebiet verlassen.

Maltafieber
(Brucellose oder Bangsche Krankheit)

Vorkommen: Vor allem in Südeuropa, Subtropen und Tropengebieten. Diese Krankheit entsteht durch das Trinken *roher Milch,* die mit dem Erreger *Brucella melitensis* infiziert ist, und durch den Genuß von Milchprodukten, die aus ungekochter Milch hergestellt wurden.

Der Erreger kann durch offene Wunden, kleine Kratzer etwa, in den Körper gelangen bei Menschen, die mit Tieren wie Kühen, Ziegen und Schafen arbeiten.

Das *Fleisch,* besonders von Schweinen und Rindern, kann infiziert sein. Wenn es nicht richtig durchgegart gegessen wird, kann man sich mit den Erregern (*Brucella melitensis, abortus* oder *suis*) anstecken.

Symptome
Ca. 2 Wochen nach der Ansteckung könnte das Maltafieber mit Fieber und Frösteln beginnen; sehr oft fängt es aber sehr allmählich mit zunehmender Müdigkeit, Schwäche, Appetitlosigkeit, Kopfweh, Bauchschmerzen, Leber- und Milzschwellung, Gelenkschmerzen an. Es kann vorkommen, daß das Allgemeinbefinden und der Appetit trotzdem recht gut sind. Durchfall und Erbrechen sind möglich, ebenso Herzschwäche, Blutarmut und Schweißausbrüche. Lymphknoten an Achsel, Leiste, Hals können geschwollen sein. Das Fieber kann leicht, aber auch hoch sein. Typisch ist, daß es nachmittags mit Frösteln beginnt und mit Schwitzen am frühen Morgen endet. Bei chronischem Maltafieber bleibt die erhöhte Temperatur einige Tage weg und kommt dann zurück. Ohne die Behandlung kann die Krankheit jahrelang andauern.

Für den relativ gesunden Menschen kann sie nicht gefährlich werden; Menschen mit schwacher Konstitution, die nur mangelhaft behandelt werden, können daran sterben.

Der Erreger kann *im Blut* nachgewiesen werden. Das Abtasten der Milz kann gewisse Aufschlüsse geben.

Behandlung
Bislang gibt es noch kein spezifisches Heilmittel. Tetracycline, Strepomycin oder Gentamycin sind möglich, aber nicht in jedem Fall notwendig. Auf keinen Fall soll gefastet werden! Eine gute, vollwertige *Ernährung* mit ausreichend Eiweiß ist wichtig. *Vitamin E* spielt bei dieser Krankheit eine bedeutende Rolle: in Weizenkeim(öl), Getreide, Sojabohnen und allen Pflanzenölen, Bananen.

Echinacea und Propolis schwächen den Erreger und wirken gegen Entzündungen.

Die jeweils auftretenden Krankheitszeichen wie Blutarmut beachten. Gegen Leber- und Milzschwellungen hilft Papain.
Schwächliche Menschen müssen besonders gut gepflegt werden.

Pest (engl. plague)

In unseren Breitengraden gehört diese Krankheit dem Mittelalter an, in asiatischen und afrikanischen Ländern kann sie jedoch hier und dort noch mal vorkommen. Durch den Schiffsverkehr besteht immer mal wieder die Möglichkeit, daß diese Seuche in der einen oder anderen Hafenstadt landet (meist durch mitreisende Ratten).

Der Erreger ist ein Bazillus (*Pasteurella pestis*), der hauptsächlich durch die Flöhe von Ratten, aber auch von anderen Nagetieren übertragen wird. Bei Epidemien wird die Krankheit auch durch Tröpfcheninfektion (Lungenpest) übertragen.

Symptome

Beißt ein infizierter Floh einen Menschen (Bubonenpest), kann eine Pustel entstehen. Die Bazillen dringen durch die Lymphbahn ein. Die Lymphknoten − vorwiegend in der Leistengegend − schwellen an und können eitrig zerfallen. Erfolgt keine Behandlung, wandern die Bakterien ins Blut über. Blutvergiftung, eitrige Herde in Leber, Milz und Nieren sind dann möglich. Äußerst gefährlich sind die Stoffwechselprodukte der Pestbakterien, weil der menschliche Organismus nicht mit ihnen fertig wird. Schnelle Behandlung ist äußerst wichtig! Gehen die Bakterien in Bronchien und Lunge über, kommt es schnell zu Herzversagen und Tod. Die Lungenpest − durch Tröpfcheninfektion (Mensch zu Mensch) − ist wesentlich gefährlicher als die Bubonenpest durch den Flohstich.

In der Regel stellen sich zu Beginn der Krankheit Fieber mit Schüttelfrost, Kopf- und Gliederschmerzen sowie allgemeines Unwohlsein ein.

Ist nach dem Flohstich eine Entzündung entstanden, kann daraus im Labortest der Erreger nachgewiesen werden, ebenso aus dem Auswurf bei Lungenpest. Im zweiten Krankheitsstadium, wenn der Bazillus ins Blut übergegangen ist, ist er darin feststellbar.

Behandlung Antibiotika: Cotrimoxazol (Trimethoprim- und Sulfonamid-Kombination, etwa ›Bactrim‹). Chloramphenicol ist möglich, aber wegen sehr starker Nebenwirkungen zu vermeiden oder nur im Notfall in Betracht zu ziehen. Reichlich zu trinken ist notwendig.

Echinacea und Propolis kann man miteinbeziehen.

Petasites (Pestwurz) hat neben seiner schmerzlindernden Eigenschaft einen schwächenden Effekt auf den Pestbazillus. Die Wissenschaft hat bislang noch nicht festgestellt, ob eine Behandlung mit Pestwurz allein in der Lage wäre, die Pest zu heilen. Im Mittelalter wurden diese Wurzeln zum Schutz vor Pest gekaut.

Leber, Nieren, Herz sollte man bei dieser Krankheit unterstützen.

Vorbeugung In verseuchten Gebieten besser kranke Menschen meiden − die Gefahr von Lungenpest besteht sonst. Unhygienischen Verhältnissen (Läuse und Flöhe von Nagetieren) aus dem Weg gehen! Impfung ist möglich, aber selten erforderlich.

Pocken (engl. small pox)

Erkrankungen kommen derzeit nur noch dünn gestreut in manchen Gebieten Zentralafrikas, Teilen Indiens und Südostasiens vor. Weltweite Massen-Impfungen haben diese Krankheit stark reduziert. Der Erreger ist ein Virus (Variola), der sich im Staub befinden kann. Erkrankte sind ansteckend (Tröpfcheninfektion), die Pockenpusteln sind infektiös.

Symptome	1–2 Wochen nach der Infektion treten typische Viruskrankheitssymptome auf: Kopf-, Glieder-, Rückenschmerzen, 40° C Fieber mit Schüttelfrost, Bindehautentzündung, Müdigkeit, eventuell Schluckbeschwerden und leichter Hautausschlag, der wieder verschwinden kann. Mit erneutem Fieberanstieg erscheinen dann Hautknötchen, die sich zu Eiterpusteln entwickeln (Pockenpusteln). Sie erscheinen zuerst im Gesicht und breiten sich dann über den ganzen Körper aus. Nach etwa 2 Wochen trocknen die Pusteln aus, die Krusten fallen nach und nach ab; zurück bleiben Pockennarben. Die abfallenden Krusten sind infektiös.
Behandlung	Spezielle Chemotherapie ist für die Behandlung noch nicht möglich. Antibiotika sind nutzlos. Die Stoffwechselgifte des Virus treten sehr konzentriert auf. Nieren und Leber müssen gut arbeiten und unterstützt werden. Hohe Dosen Echinacea und Propolis sind zu empfehlen, ebenso Lachesis D8 gegen die Giftstoffe. Viola-tricolor-Urtinktur könnte darüber hinaus sehr hilfreich sein. Einen Arzt aufsuchen.
Vorbeugung	Da die Welt nahezu pockenfrei ist, besteht nur noch für sehr wenige Gebiete eine Impfpflicht. – Auf den Impfstoff reagieren manche Menschen empfindlich; auch schwere Schädigungen durch die Impfung sind möglich. In fraglichen Fällen sollte vor jeder Impfung Vaccinia-Antigen eingenommen werden, um die Impfreaktion zu schwächen. Wenn man als Kind (im 1. und 12. Jahr) eine Vorimpfung bekommen hat, bedarf es nur einer Wiederholungsimpfung, die für 3 Jahre gültig ist. Diese soll man nicht später als 4 Wochen vor Abreise vornehmen lassen. Bei Erstimpfung im Erwachsenenalter muß mit Nebenwirkungen gerechnet werden. Homöopathische Prophylaxe ist mit Variolinum (Pocken-Nosode) möglich.

Schlafkrankheit
oder afrikanische Trypanosomiasis
(engl. sleeping sickness)

Im Äquatorgebiet Afrikas kann man Bekanntschaft mit der Tsetsefliege Glossina machen. Sie überträgt die Erreger der Schlafkrankheit (Trypanosomen). Sie sticht und saugt Blut fast nur tagsüber und im Freien. Auf dem Lande, in der Nähe von Gewässern und im Busch kommt die Tsetsefliege häufig vor. Sie hat die Farbe der Stubenfliege (bräunlich). Beim Sitzen legt sie beide Flügel übereinander.

Symptome

Nach einigen Tagen entwickelt sich an der Stichstelle eine etwas schmerzhafte Entzündung. Eine sofortige Behandlung dieser Wunde (in Echinacea oder Milchsäure getränktes Wattebäuschchen darauf befestigen) bewirkt eine direkte Schwächung oder auch Vernichtung der Erreger. Echinacea auch innerlich nehmen.

Wurde der Stich nicht wahrgenommen oder ist der Körper nicht stark genug in seiner Abwehrkraft, breitet der Erreger sich in Blut- und Lymphwegen aus. Lymphknotenschwellungen, Fieber, Hautausschläge (wie Masern), Schwellungen um die Augen, an Händen und Füßen sind möglich, verschwinden aber wieder.

Das Fieber tritt in Schüben auf, der Puls wird schneller. – Später kommt es zu Benommenheit, seelischen Störungen und zum eigentlichen *Schlafstadium* (Entzündung des Gehirns), das dann schnell zum Tod führt.

Behandlung

Sie muß vor dem letzten Stadium (Schlafstadium) erfolgen, und zwar je früher je besser, am besten im Krankenhaus oder beim Arzt. Es kann hier Pentamidin (Lomidin) verwendet werden. Zusätzlich müssen Leber, Nieren und das Herz mit Naturheilmitteln unterstützt werden. Echinacea, Milchsäure, Propolis, Blütenpollen und Kelp sind auf vielfache Weise hilfreich.

Im fortgeschrittenen Stadium, in dem die Erreger bereits das Zentralnervensystem erreicht haben, werden Arsenpräparate eingesetzt. Als Nebenwirkungen sind Leber-, Nieren- oder Hirnschädigung möglich. Nachbehandlung beachten!

Vorbeugung — Sich mit Insektenschutzmittel einzureiben kann helfen.

Tetanus oder Wundstarrkrampf
(engl. lockjaw)

Tetanus kommt in der ganzen Welt vor, häufiger in tropischen Ländern. Durch kleine oder größere Verletzungen, Schmutz in Wunden (den bekannten rostigen Nagel) kann man sich mit dem Erreger infizieren. In der Regel wird man auch in unseren Breitengraden bei jeder Art von Verletzung gegen Tetanus geimpft.

Die Tetanus-Bakterien leben überall, vor allem in Fäkalien von Mensch und Tier.

Symptome — Die Tetanus-Erkrankung führt zu Zuckungen, Schluckbeschwerden, steifen Kinnbacken (lockjaws), dann Verkrampfung der Nackenmuskulatur, Teile werden von *Muskelstarre* befallen; Muskelkrämpfe erfolgen auf geringste Bewegung. Qualvoller Tod durch Erstickungskrämpfe der Atemmuskulatur ist die häufigste Folge.

Test, um Tetanus festzustellen — Gegen das freihängende Bein oberhalb der Kniescheibe klopfen. Wenn das Bein nur ein bißchen springt, ist die Reaktion normal. Springt das Bein hoch, dann kann es sich um Tetanus, Hirnhautentzündung oder um Vergiftung mit bestimmten Medikamenten, auch um die Folgen von Rattengift handeln.

Behandlung — Tetanus muß sofort behandelt werden! Wenn eine Wunde da ist — oftmals ist keine vorhanden —, muß diese sofort gereinigt werden. Kompressen mit Echinacea oder Milchsäure helfen. Arzt aufsuchen!

Solange der Betroffene schlucken kann, soll er nahrhafte Flüssigkeit von Zeit zu Zeit in kleinen Schlucken erhalten.

Es ist nur zu hoffen, daß niemand in eine Situation kommt, in der Tetanus behandelt werden muß. Die Behandlung ist schwierig und auch fragwürdig, da nur wenig Chancen auf Heilung bestehen.

Vorbeugung Vor Abreise klären, ob eine gültige Tetanus-Impfung besteht. Ablauf der Impfung mit dem Impfstoff Tetanol:

1. Injektion
2. Injektion 1 – 2 Monate danach, nicht später als 3 Monate
3. Injektion 6 – 12 Monate danach

Ist man in der Folge geimpft worden, besteht ein Schutz für 5 – 10 Jahre. Kommt es nach einem halben bis zu einem Jahr nach dieser Impfung zu einer größeren Verletzung, sollte jeweils eine Auffrischungsspritze gegeben werden.

Die Impfung gilt als sicherer Schutz vor Erkrankung.

Die Homöopathie wendet Ledum und Hypericum bei Verdacht auf Tetanus an: Ledum C30 3 Tage 3× täglich 5 Tropfen; nach 3 Tagen 1× täglich Hypericum C30 einnehmen. Zur Vorbeugung: Tetanus-Toxin (Nosode).

Tollwut (Rabies, Lyssa – engl. rabies)

Tollwut kommt überall auf der Welt vor; häufiger in den Tropen. Die Krankheit befällt in erster Linie Tiere; vor allem Hunde, Katzen, Fledermäuse, Affen, Stinktiere, Schakale, Füchse, Kaninchen, Mäuse. Menschen können durch den Speichel erkrankter Tiere mit dem Virus infiziert werden; allerdings nur über verletzte Haut und durch den Biß solcher Tiere. – Es mag beruhigend sein zu wissen, daß nicht jeder Mensch an Tollwut erkranken kann. Die Empfänglichkeit ist beim Menschen ziemlich gering; nur etwa ein Viertel der Gebissenen erkrankt laut Statistik an Tollwut. Sicherlich spielt auch hier die allgemeine Abwehrkraft des Körpers eine wesentliche Rolle dabei, ob es zur Erkrankung kommt oder nicht.

Symptome beim Tier
Vorsicht ist bei Tieren geboten, wenn sie sich ihrer Art nach ungewöhnlich anders verhalten. Sie können durcheinander, ruhelos und insgesamt gestört und krank wirken. Manche sind auffallend zutraulich, können plötzlich aggressiv werden und dann zubeißen. Sie haben Schaum vorm Maul, können nicht essen und trinken. Meist sterben sie innerhalb einer Woche.

Behandlung nach Tierkontakt
Der Speichel erkrankter Tiere ist bereits 2 Tage vor Erscheinen von Krankheitszeichen infektiös! Darum in jedem Fall Wunden, Hautverletzungen, auch kleinere Kratzer, die mit dem Speichel von Tieren in Berührung gekommen sein mögen, desinfizieren: mit Echinacea, Milchsäure, Propolis. Bißwunden sofort mit Desinfektionslösung übergießen und ausspülen. Vitalstoffreiche Nahrung, ebenso Nerven- und Lebermittel einnehmen. Echinacea und Propolis helfen, die Abwehrkraft zu stärken. Möglichst sofort Arzt oder Krankenhaus aufsuchen, auch wegen der Versorgung der Bißwunde. Bei Verdacht auf Tollwut wird Antiserum gespritzt.

In den westlichen Ländern steht heute der sogenannte HDC-Impfstoff zur Verfügung, der besser verträglich ist als die alten Impfstoffe. Dieser wird zur Vorbeugung angewendet.

In Dritte-Welt-Ländern wird meistens noch der alte Impfstoff verwendet, der aus tierischen Geweben stammt und Nebenwirkungen hervorrufen kann. Die Impfung sollte in einem Krankenhaus durchgeführt werden. Sie ist die einzig mögliche Behandlungsform.

Die Homöopathie verwendet bei Verdacht auf Tollwut Hydrophobinum (Lyssin).

| Symptome beim Menschen | Die ersten Anzeichen können in einem Zeitraum von 10 Tagen danach bis zu 2 Jahren später erscheinen; meist aber innerhalb 2−7 Wochen. − Um die Bißwunde herum entsteht eine Rötung mit stechendem, prickelndem Schmerz. Wechselnde Gemütstimmung, Wutanfälle zwischen ruhigen Phasen, Schlaflosigkeit, Schluckbeschwerden, viel dicker, klebriger Speichel treten auf, ebenso starker Durst, ohne trinken zu können. − Später kommt es zu Krämpfen. In diesem Stadium ist keine Behandlung mehr möglich. Der Betroffene stirbt an Atem- oder Herzlähmung. |

Trachom oder Ägyptische Augenkrankheit

Diese Krankheit tritt vor allem im Mittelmeerraum, in Teilen von Mittel- und Südamerika, Indien, Ostasien, Mittel- und Südafrika auf. Der Erreger (*Chlamydia trachomatis*) ist ein Virus. Das Bindehautsekret erkrankter Menschen ist infektiös. Übertragung: direkt durch erkrankte Menschen, Handtücher, Fliegen. Inkubationszeit: 1−4 Wochen.

| Symptome | Unter dem Augenlid bilden sich glasig-körnige Wucherungen, die wie Sagokörner aussehen. Das Auge tränt, ist gerötet, lichtscheu, sondert ein schleimig-eitriges Sekret ab. Quälender Schmerz und Fremdkörpergefühl im Auge sind die Folgen. Beim Übergreifen der Entzündung auf die Hornhaut tritt Hornhauttrübung auf, die zur Erblindung führen kann. Diese Erkrankung ist die häufigste Ursache für Erblindung. |
| Behandlung | Bei frühzeitiger Behandlung bestehen gute Heilungsaussichten. Soweit bekannt, sind Sulfonamide hierfür erforderlich. Sowohl innerlich als auch äußerlich für 2−3 Wochen einnehmen. |

Tetracycline, Erythromycin, Chloramphenicol sollen hier wirksam sein.

Anhang
Bindehautentzündung

Eine allgemeine Bindehautentzündung (engl. pink eye) oder Konjunktivitis tritt mitunter als allergische Reaktion auf bestimmte Reize (nach Tauchen, durch Fremdkörper, Sandsturm, scharfer Wind usw.) auf. Oftmals tränen die Augen dann nur, sind gerötet, lichtempfindlich. Sie können entzündlich gerötet sein, morgens hat man verkrustete Augenlider.

Hier helfen meist schon in Kamillewasser getränkte Auflagen und Spülungen oder Kamillendampf; statt Kamille kann Fenchel genommen werden. Augentropfen (Euphrasia compositum von Wala) helfen ebenfalls.

Fremdkörper im Auge

Grundregel: nicht reiben! Zur Nase hin entfernen. Fussel, kleine Fliegen u. ä. werden entfernt, indem das untere Lid heruntergezogen wird, dabei nicht nach oben schauen. Nicht mit den Fingern, sondern mit einem sauberen Tuch, umwickelten Streichholz oder Q-Tip rauswischen. Am besten nicht selbst machen.

Fremdkörper im oberen Lid werden meist durch Tränenfluß in eine erreichbare Ecke (Richtung Nase) geschwemmt. Ist dies nicht der Fall, muß man die Lidkante in der Mitte anfassen und dann den Fremdkörper auswischen.

Glassplitter u. ä. Scharfkantiges sollten besser rausgespült werden, damit die Hornhaut nicht verletzt wird. Abgekochtes lauwarmes Wasser verwenden.

Chemikalien im Auge

Sind scharfe Chemikalien in die Augen geraten, müssen diese sofort ausgespült werden. Am besten unter fließendem Wasser. Dabei die Augen mit den Fingern offenhalten. Anschließend möglichst noch mal mit abgekochtem Wasser mehrere Male nachspülen. Falls vorhanden, eine Einmalspritze dafür verwenden. Je nach Art und Menge der Chemikalien besteht die Gefahr einer Trübung der Hornhaut. Einen Arzt aufsuchen. Eine kurzfristige Bindehautentzündung wird danach immer auftreten.

Typhus

Der bakterielle Erreger kommt auf der ganzen Welt vor, häufiger in den Tropen. In erster Linie gelangen die Keime durch Nahrungsmittel — hauptsächlich Milchprodukte, Eier, Fleisch — in den Körper. Gefährlich sind ältere Speisen oder welche, die wiederholt aufgewärmt wurden. Softeis ist z. B. eine Brutstätte für Typhusbakterien und Salmonellen. Viele Menschen können Träger sein, ohne selbst zu erkranken. Der Erreger (eine Salmonellenart) wird mit dem Stuhl und Urin ausgeschieden und hält sich darin lange lebendig. Fliegen sorgen für die Verbreitung.

Symptome
Anfangssymptome treten nach ca. 1–3 Wochen auf. Es kann wie bei einer Erkältung oder Grippe mit Kopfweh, Müdigkeit, Frösteln, Unwohlsein, wundem Hals beginnen. Langsam ansteigendes Fieber bis auf 39–41° C, verlangsamter Puls sind Zeichen dieser Krankheit. Das Fieber verbleibt ca. 2 Wochen auf ungefähr 39° C, was ein typisches Merkmal für Typhus ist. Nach ca. 2–4 Wochen sinkt es ab. Ein schweres Krankheitsgefühl stellt sich ein, meist begleitet von Bronchitis und Benommenheit (Apathie). Letztere ist typisch für Typhus. Typhuszunge: rote Spitze und rote Ränder, W-förmig. In der zweiten Krankheitswoche zeigen sich rosarote Pünktchen (Roseolen) auf Bauch und Rücken. In der Regel kommt es zu Durchfall oder auch Erbrechen. Beides kann so stark auftreten, daß die Gefahr besteht, daß der Körper austrocknet und es zum Kreislaufkollaps kommt. Verstopfungen sind seltener; mitunter im Anfangsstadium, in dem auch Blähungen möglich sind. Gelbsucht ist nicht auszuschließen. In der Regel vergrößert sich die Milz. Die Hauptbelastung liegt auf dem *Dünndarm*. Das ganze Lymphsystem schwillt an; Darmschleimhäute verändern sich geschwürartig. Darmblutungen und Herz-/Kreislaufkomplikationen können auftreten.

In der ersten Krankheitswoche sind die Erreger im Blut nachweisbar, später in Stuhl und Urin.

Der Krankheitsverlauf kann unterschiedlich sein: Kaum Fieber mit wesentlich schwächeren oder auch heftigeren Symptomen. Bei Unklarheit Blut- und Stuhluntersuchung! Vor allem, wenn erhöhte Temperaturen längere Zeit anhalten und bei zusätzlicher Benommenheit kann mit Typhus gerechnet werden.

Behandlung
: Die Behandlung ist die gleiche wie bei Paratyphus (siehe dort).

Paratyphus

Symptome
: Er ist dem Typhus ähnlich, wird aber durch eine andere Salmonellenart verursacht. Allgemein sind die Krankheitserscheinungen hier schwächer als bei Typhus. Erste Anzeichen erscheinen nach wenigen Tagen bis zu 1 Woche nach der Anstekkung. Möglicherweise äußert sich die Krankheit nur wie eine heftige Durchfallerkrankung. Meist fehlt die dem Typhus typische Benommenheit. Der Stuhl ist wasserreich und schleimig, aber ohne Blutbeimengungen.

Behandlung
: Zuerst müssen die Erreger bekämpft werden. Dafür sind meistens Antibiotika wichtig: Vorzugsweise ein Kombinationspräparat aus Timethoprim und Sulfamethaxazol (z. B. ›Bactrim‹). Mögliche Nebenwirkungen: Magen-Darm-Probleme, Allergien, Blutschäden. − Chloramphenicol-Präparate sollten nur im Notfall zur Anwendung kommen und nicht länger als 2 Wochen eingenommen werden, weil sie zu schweren Blut- und Knochenmarksschädigungen führen können.

Echinacea, Propolis und Milchsäure in die Behandlung einbeziehen. Zusätzliche Behandlung ist notwendig! Die geschädigten Organe können immer noch einen lebensgefährlichen Zustand bewirken.

Kaltwasser- behandlung	Durchfall-Behandlung siehe dort. Die Stärkung von Herz und Kreislauf, Leber, Darm ist wichtig. Grundsätzlich gilt hier die Anwendung einer Kaltwasserbehandlung: kalte bis eiskalte Bäder und Duschen sind hilfreich. Erkältung vermeiden! Kalte Wadenwickel und Stirnkompressen sind wohltuend. Unbedingte Bettruhe ist wichtig.

Leichte Kost; die Nahrung darf die Darmschleimhäute nicht reizen. Keine scharfen Gewürze und Fruchtsäfte. Darmschonkost noch längere Zeit nach Abklingen der Krankheit fortführen.

Auch wenn Stuhl, Urin- und Blutbefund frei von Typhusbazillen sind, so können sich diese dennoch in der Gallenblase befinden. Der scheinbar Geheilte ist immer noch Bazillenträger. Es ist wichtig, galleverflüssigende Mittel (Mariendistel, Teufelskralle u. a.) einzunehmen. Zur Stärkung der Darmschleimhäute noch längere Zeit nach der Genesung mit Okoubaka D4, Beinwell-Tinktur, mit Tee oder Hamamelis behandeln. Sauermilchprodukte, Milchsäure und Papain mögen hier auch einen günstigen Einfluß haben. Die *Homöopathie* verwendet Bärlapp (Lycopodium dil D3–D4), Echinacea D3 als Injektion zur Bekämpfung der Infektion, Mercur solub. D4–D6 bei eitrigem Stuhl, Hamamelis D1–D2 mit Lachesis D10 bei Blutungen im Darm, Arsenicum D6 bei drohendem Herzkollaps. Weitere Mittel sind Baptisia und Bryonia.

Vorbeugung	Die Injektions-Impfung bietet keinen guten Schutz und kann unangenehme Nebenwirkungen verursachen (Lokalschmerz, Kopfschmerzen, Fieber). Schluckimpfung mit abgetöteten Erregern ist unzuverlässig. Ein neuer *Schluckimpfstoff aus lebenden Keimen* (Typhoral L, in der Schweiz: Vivatif) ist besser verträglich und wirksamer als Schutz. Unverträglichkeit bei bestimmten Krankheiten ist nicht ausgeschlossen. Arzt fragen. Die Wirksamkeit ist fraglich, wenn zugleich Antibiotika und Malariamittel eingenommen werden.

| Homöopathische Prophylaxe | Typhoidinum (Typhus-Nosode), an einem Tag 3×5 Tropfen.

Die genannten Schutzmaßnahmen sind nicht 100prozentig, eine schwächere Erkrankungsform ist dennoch möglich. Weiterhin spielt die allgemeine körperliche Verfassung eine Rolle, ob und wie stark jemand erkrankt. Bei schlecht ernährten Menschen wirkt sich der Typhus gefährlich aus. Auf Nahrungsmittel und Wasser achten.

Wurmkrankheiten

Faden- oder Madenwürmer
Oxyuren

Sie gibt es überall auf der Welt. Kinder haben sie häufiger als Erwachsene. Der winzige weiße Wurm kann mitunter im Stuhl gesehen werden. Aufenthaltsort ist der Enddarm. Nachts legen die Würmer am Ausgang des Afters Eier. Dadurch entsteht dann oftmals Juckreiz. Wenn der Betroffene kratzt, landen die Eier unter den Fingernägeln und werden so weitergegeben, oder es erfolgt erneute Selbstinfektion. Der Wurm ist nicht gefährlich, kann aber auf Dauer vor allem für Kinder recht unangenehm sein. Er lebt 6 Wochen und verschwindet dann von selbst. Totzdem ist es besser, ihn loszuwerden und aufzupassen, daß man ihn nicht immer wieder bekommt (Hygiene).

Behandlung

Knoblauch hilft; evtl. zerdrückt in Milch einnehmen. Wermut oder Rainfarntee trinken, Einläufe helfen ebenfalls. Eine Mohrrübenkur ist heilsam. Homöopathisch: Cina (Zitwerblüte – vor allem für Kinder); evtl. Marum verwenden.

Spülwürmer
Askariden

Sie kommen überall vor; gehäuft in den Subtropen und Tropen. Sehr viele Menschen beherbergen sie. Die Ansteckungsmöglichkeiten sind sehr groß. Die Eier, die mit dem Stuhl ausgeschieden werden, halten sich dort sehr lange. Sie können sich im Staub und am rohen Gemüse (Fäkaliendüngung) befinden. Die Eier reifen meistens in der Lunge zu

Symptome	jungen Würmern heran (Reizhusten). Sie wandern dann in den Dünndarm. Bauchschmerzen, Verdauungsstörungen (Durchfall und Verstopfung), Unwohlsein können auftreten. Manch einer mag kaum nennenswerte Beeinträchtigungen empfinden. Starke Verwurmung kann Anämie (Blutarmut), Leberabszesse und Darmverschluß auslösen. Es besteht die Möglichkeit, daß die Würmer in die Bauchspeicheldrüse oder Gallenblase wandern und dort Entzündungen verursachen. Tödlicher Verlauf ist u. U. möglich.
Behandlung	Eine längere Kur mit Papain oder Okoubaka D4, weil zunächst nur der erwachsene Wurm erwischt wird, nicht aber die Eier. Die müssen vor ihrer Geschlechtsreife vernichtet werden. Ein weiteres harmloses Präparat ist Vermizym (Dr. Schwab). Chemotherapie: mit Vermox (Mebendazol). Das Mittel ist auch gegen Maden- und Peitschenwürmer wirksam. Nebenwirkungen: Magenbeschwerden, Durchfall. Homöopathisches Mittel: Cina (Artemisia cina = Zitwerblüte).
Peitschenwürmer *Trichuriden*	Häufiges Vorkommen, vor allem in den Subtropen und Tropen. Die Übertragung erfolgt auch hier meist durch rohes Gemüse, das durch Fäkaliendüngung infiziert ist. Der Wurm hält sich im Dickdarm auf, wo die Eier in 1–3 Monaten zu geschlechtsreifen Würmern heranwachsen. Ein geringer Wurmbefall könnte unbemerkt bleiben. Starke Verwurmung bereitet Bauchschmerzen. Später können blutige Durchfälle auftreten. Die Eier werden bei einer Stuhluntersuchung festgestellt.
Symptome	
Behandlung	Papain, Okoubaka D4. Chemotherapie: mit Vermox und Pantelmin.
Bandwürmer *Cestoden* (engl. tapeworm)	Weltweites Vorkommen, häufig in den Tropen. Schweine- und Rinderbandwurm (*Taenia solium* und *saginata*) sowie Fischbandwurm (*Dibothriocephalus latus*) kommen seltener vor. Wenn

Fleisch oder Fisch nicht genügend durchgegart gegessen wird, kann man Bandwurmzysten bekommen. Im menschlichen Darm entwickeln sie sich zur vollen Größe bis zu mehreren Metern. Mit dem Kopf bohrt sich der Wurm in den Darmwänden fest. Einzelne Segmentteile können im Stuhl gefunden werden.

Symptome treten nicht immer eindeutig auf. Appetitlosigkeit und Heißhunger können abwechseln, Mattigkeit, Bauchschmerzen, Blässe durch leichte Blutarmut, kurzfristiger Hautausschlag sind möglich. Übelkeit, Erbrechen, Schwäche, Gewichtsabnahme sind weitere Symptome. Unbedingt eine Stuhluntersuchung machen lassen.

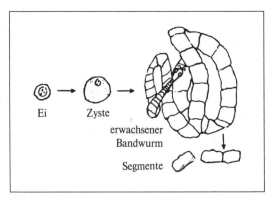

Behandlung Papain und Okoubaka D4. Für Erwachsene: Chemische Drogen: Yomesan (Bayer), 4 Tabletten vor dem Frühstück. Der Fischbandwurm entzieht dem Körper das zur Blutbildung wichtige Vitamin B_{12} in größeren Mengen. Es muß dem Körper wieder zugeführt werden (Kelp, Beinwell, Alfalfa).
Anämie-Erscheinungen behandeln.
Folgende Behandlung kann ausprobiert werden: ca. 250 Kürbiskerne abpellen und zerhacken, in etwas Milch verrühren und morgens nüchtern in 2 Portionen innerhalb 1 Stunde einnehmen. 2 Stunden später 2 Eßlöffel Rizinusöl. Oder: 1 Tag

nur rohe Mohrrüben essen und abends ein Abführmittel, z. B. Rizinusöl einnehmen. Am nächsten Tag 4 Eßlöffel geschälte Kürbiskerne und später 2 Eßlöffel Rizinusöl.
Erst wenn der Kopf des Bandwurms abgegangen ist (Stuhl genau beobachten!), ist man geheilt. Sonst die Behandlung wiederholen.
Allgemein sollte man bei allen Wurmkrankheiten viel rohe *Karotten und Knoblauch* essen. Bei Spülwürmern sollte dieses einige Tage gegessen werden. In den Tropen müssen die Möhren geschält werden. Die Eiweißernährung niedrig halten. Auf Sauberkeit achten! Nach dem Klogang immer die Hände waschen. Die Fingernägel öfters säubern. Man steckt sich und andere sonst immer wieder mit den Eiern an.

Hundebandwurm
Taenia echinococcus

Er ist der gefährlichste und wird nicht, wie man annehmen sollte, nur von Hunden übertragen. Er kann sich auch im Fleisch von Schweinen und Rindern befinden. Mäuse, Katzen u. a. Tiere können Überträger sein. Die Zysten befinden sich im Kot vom Wurm befallener Tiere.
Nicht durchgegartes Fleisch kann den Wurm übertragen. Vorsicht im Umgang mit Hunden und Katzen! Hände waschen! Auf Sauberkeit achten!

Symptome

Durch die Darmwand dringen die Embryonen in die Blutbahn ein und gelangen in die verschiedenen Organe. Hauptsächlich lassen sie sich in der *Leber* nieder, wo sie gefährliche Geschwüre bilden können. Fieber, Schwellung der Leber, Schmerzen strahlen in die rechte Schulter aus. Lunge und Gehirn können befallen werden.

Behandlung

Zur Behandlung eignen sich hier *keine allgemeinen Wurmmittel,* weil diese nur im Darm wirken, nicht aber in den anderen Organen.
Die Diagnose ist schwierig: spezielle Blutuntersuchungen und Röntgenbilder sind notwendig. Spezifische Medikamente wurden noch nicht entdeckt. Chirurgischer Eingriff ist oft nötig.

Medina-Wurm oder Guinea-Wurm
Dracunculus medinensis

Er kommt in Zentralafrika, im Nahen Osten und Teilen Indiens vor. Zu ihm kann man durch den Genuß von infiziertem *Trinkwasser* gelangen. Durch die Darmwand wandern die Würmer ins Bindegewebe, bis die Weibchen später die Haut durchbrechen und Larven ablegen. Die Haut juckt und brennt, später entsteht ein Geschwür, in dessen Mitte der Wurm sichtbar wird. Die Einheimischen entfernen den Wurm selbst, indem er allmählich herausgezogen wird. Reißt er dabei ab, kann es zu schweren Entzündungen kommen! Den Wurm besser von einem Arzt entfernen lassen.
Chemotherapie: Minzolum kann nötig sein, ebenso Wundversorgung.

Egel

In Asien kann man durch das Essen von rohen Fisch- und Krebsfleischgerichten Egel bekommen, die gewisse Wurmkrankheiten hervorrufen. Die *Darmegel* können mit Papain und Okoubaka bekämpft werden. Kompliziert wird es bei dem sogenannten *Lungenegel*, den man sich durch Krabben- und Krebsfleisch einfangen kann. Inkubationszeit: 3–6 Monate. Die Symptome sind einer Lungentuberkulose ähnlich. Bislang sind keine zuverlässigen Heilmittel bekannt. In Ostasien soll sich das Mittel Bithionol von der Tenabe Company bewährt haben.

Geschlechtskrankheiten

Trichomonaden-Seuche

Bei Störungen des sauren Bakterienmilieus in der Vagina können die dort lebenden *Trichomonas vaginales* sich stark vermehren, oder die Frau wird durch Geschlechtsverkehr angesteckt. Beim Mann können die Trichomonaden ohne Symptome hervorzurufen unter der Vorhaut leben. Ansteckungsmöglichkeiten sind auch Klos, Schwimmbäder und Handtücher.

Symptome	Bei der Frau: Juckreiz in und um die Vagina. Der Ausfluß ist gelblich-grün oder bräunlich und kann schaumig oder schleimig mit Schleimstückchen durchsetzt sein. Evtl. Brennen beim Wasserlassen. Männer haben so gut wie keine Symptome. Evtl. schleimiger Ausfluß aus der Harnröhre, Brennen beim Wasserlassen. Beide Partner müssen behandelt werden!
Behandlung	Chemische Mittel sind meistens sehr schädlich (z. B. ist Clont krebsfördernd und verändert die Flora in der Vagina). Kombinationspräparate gegen Pilze und Trichomonaden: Inimur, Oestro Tricho, Canesten u. a. Bei häufigem Gebrauch werden Trichomonaden immun gegen die Behandlung. Eine Alternative für die Frauen wäre Knoblauch. Eine geschälte Zehe in Mull wie einen Tampon verpacken, eventuell etwas in Öl tauchen und in die Vagina einführen; 2× täglich auswechseln; mindestens 3 Tage lang durchführen.
Pilze	in der Vagina (Soorpilz u. a.) können entstehen, wenn die normale Flora (Milchsäurebakterien) gestört ist. Mögliche Gründe dafür können sein: die Einnahme von Antibiotika, Cortisonpräparaten, der Pille; Intimsprays, Waschen mit Deodorantseife, klimatische und psychische Einflüsse, Schwangerschaft, synthetische Unterwäsche und Badebekleidungen.
Symptome	Entzündung innerhalb und außerhalb der Vagina, Juckreiz, dunklerer oder hellerer Ausfluß, oftmals dick und krümelig, riecht meist wie Hefe. Häufige
Behandlung	Anwendung von chemischen Vaginaltabletten wie Metronidazol führt dazu, daß die Pilze immun dagegen werden. Besser und unschädlicher ist die Behandlung mit Milchsäure, z. B. 2× täglich 1 Eßlöffel Joghurt einführen, Spülungen mit Essigwasser (2 Eßlöffel weißen Essig auf ¼ l warmes Wasser), Zitronenwasser oder Wasser mit Milchsäure-Tinktur. Während der Behandlungszeit viel Sauermilchprodukte essen.

Weicher Schanker *Ulcus molle*	Eine Infektionskrankheit, die durch sexuellen Kontakt übertragen wird, und vor allem im tropischen Klima verbreitet ist.
Symptome	treten bei Frauen seltener als bei Männern auf. 1–5 Tage nach der Ansteckung erscheinen kleine Knötchen, die von einem roten Rand umgeben sind, im Bereich der Geschlechtsorgane. Sie entwickeln sich bald zu Eiterpusteln und dann zu schmerzhaften Geschwüren. Nach ca. 8 Tagen schwellen die Lymphdrüsen in der Leistengegend schmerzhaft an, die Haut rötet sich. Die Stellen können platzen, der Eiter fließt dann ab. Die offene Wunde ist sehr gefährlich, sie kann weitere Bakterien aufnehmen. Verwechslung mit Syphilis ist möglich. Zur Feststellung der Krankheit gibt es bislang kein Testverfahren, das eindeutig ist. Der Eiter der ersten wunden Stellen muß untersucht werden.
Behandlung	Tetracycline: ½ g alle 6 Stunden über 7–10 Tage hilft in den meisten Fällen, oder Sulfonamide. Schwarzhäutige Menschen sollten mit Sulfonamiden vorsichtig sein (Sichelzellenanämie): Mangels oder bei Unverträglichkeit der beiden genannten Mittel kann mit Streptomycin behandelt werden. Letzteres kann schwere Nebenwirkungen (z. B. Gehörverlust) haben.
Gonorrhöe oder Tripper (engl. clap, VD, the drip)	Bakterielle Infektionskrankheit (*Gonococcus*), die hauptsächlich durch sexuellen Kontakt übertragen wird. Die Gonokokken können sich auch 24 Stunden auf Klobrillen und Handtüchern halten!
Symptome	*Bei der Frau:* Anfangs sind kaum Symptome wahrzunehmen; evtl. etwas Schmerz beim Wasserlassen; leichter Ausfluß, der gelblich-grün sein kann. (Wenn eine schwangere Frau mit Tripper diesen nicht behandelt, bevor sie gebiert, kann die Infektion die Augen des Kindes schädigen und es blind machen!) Nach Monaten und Jahren: Schmerzen im unteren Bauch könnten Blinddarm-

reizungen vortäuschen, Fieber und Erbrechen (Infektion hat Blase und Darm erreicht), Menstruationsprobleme; kleine Warzen (Condilomitis) unter äußeren und inneren Schamlippen. Die Krankheit kann steril machen. Für Frauen ist sie gefährlich, da sie fast keine Symptome hat. Erkrankte Männer müssen Frauen unbedingt informieren!

Beim Mann: Erste Anzeichen nach ca. 2−5 Tagen oder innerhalb der nächsten 3 Wochen. Schmerzen beim Wasserlassen; Eiter tropft aus dem Penis; der Ausfluß wird später grünlich; die Harnröhre ist rötlich geschwollen. Schwierigkeiten beim Wasserlassen, manchmal gar nicht möglich. Mitunter Fieber. Nach Monaten und Jahren: Harte oder leichte Schwellung in einem Knie oder anderem Gelenk. Unbehandelt führt die Erkrankung zur Einschränkung der Fruchtbarkeit bis hin zur Sterilität.

Männer müssen Frauen unbedingt informieren, wenn bei ihnen ungewöhnliche Anzeichen wie o. g. auftreten und Tripper festgestellt wird! Die Partner müssen immer mitbehandelt werden, weil sie sich sonst immer wieder anstecken.

Bei Verdacht einen Abstrich beim Arzt machen lassen; die Gonokokken sind darin nachweisbar. Beim Mann reicht Färbungstest. Bei Frauen ist dieser äußerst unzuverlässig. Bei ihnen müssen mindestens 2 Abstriche an verschiedenen Stellen erfolgen: Gebärmutterhals, Harnröhre oder Darm.

Behandlung

Zur Behandlung sind hohe Dosen Penicillin (4,8 Mill. Einheiten) erforderlich, damit keine Gonokokken überleben können. Einmalige hohe Dosis (Depotwirkung). Wird zuwenig Penicillin genommen, kann man bei einer Wiederbehandlung (sofern ihr Restbestand überhaupt bemerkt wird) resistent gegen Penicillin geworden sein. Bei Allergie und Resistenz gegen Penicillin können Tetracycline genommen werden.

Falls der Verdacht besteht, daß der Betroffene gleichzeitig Syphilis haben könnte, sollte lieber gleich die volle Dosis genommen werden; denn die Tripper-Behandlung könnte das Syphilis-Symptom verdecken, ohne die Erreger gleichzeitig zu beseitigen.

Syphilis (Lues, harter Schanker, *Ulcus durum*)

Infektionskrankheit (Erreger: Treponemen oder Spirochäten), die hauptsächlich durch sexuellen Kontakt übertragen wird (Geschlechtsteile, Mund, After, Finger). Der Erreger kann nur im feuchtwarmen Klima eines Körpers durch die winzigen kleinen Hautverletzungen der Schleimhäute eindringen. Die Erreger gelangen innerhalb weniger Stunden in die Blutbahn und verteilen sich über den ganzen Körper. Ansteckungsmöglichkeit besteht auch über blutende Wunden eines Erkrankten.

Symptome

Zuerst nur eine *wunde Stelle* — Schanker genannt —, die ungefähr 2—5 Wochen nach der Ansteckung im Genitalbereich (seltener auf Lippe, Finger, After oder im Mundbereich) erscheint. Diese Wunde ist voller Bakterien, die leicht einen anderen Menschen anstecken können. Sie tut meistens nicht weh. Die Frau kann den Schanker innerhalb der Vagina haben, ohne ihn zu bemerken. Nach ein paar Tagen bis 3 Wochen verschwindet diese Wunde wieder, die Krankheit breitet sich aber weiter im Körper aus! 1—2 Wochen später schwellen die Lymphknoten in der Umgebung, in der der Schanker aufgetreten war, an (meist Leistengegend). Im 1. Stadium wird Syphilis selten festgestellt. Wochen oder Monate später schwellen sämtliche Lymphknoten an, wunder Hals, Unwohlsein, leichtes Fieber, Kopf-, Gelenk-, Muskel-, Nervenschmerzen und viele andere unspezifische allgemeine Erscheinungen sind möglich. Weiterhin kann Hautausschlag mit Eiterpusteln über den ganzen Körper, einschl. Handteller und Fußsohlen, erscheinen: ringförmige Ränder wie Nesselfieber oder Windpocken, erst fleckenartig, dann in Knötchen übergehend, evtl. schuppend. Blumenkohlartige Wucherungen um die Geschlechtsteile und den Po sind möglich. Die herausnässende Flüssigkeit ist sehr ansteckend!

Anzeichen
Die genannten Anzeichen können unterschiedlich stark auftreten und z. T. von selbst wieder verschwinden, um dann evtl. wiederzukehren. Möglicherweise treten sie so geringfügig auf, daß der Betroffene keinen Arzt aufsucht. Es ist eine schleichende Krankheit, die oft ohne eindeutige Symptome bleibt. Bei einem Drittel der Erkrankten bleibt die Krankheit lange Zeit unbemerkt. Ohne Behandlung werden andere angesteckt, und der Betroffene kann schwere Schäden erleiden: Herzleiden, Geisteskrankheit und viele andere Krankheiten können auftreten.

Bei Verdacht auf Syphilis sollten immer *2 Tests* durchgeführt werden. Die Untersuchung besser in einer Klinik vornehmen lassen. Bluttests können gewisse Aufschlüsse geben.

Behandlung
Zur Behandlung sind hohe Penicillin-Injektionen erforderlich; über einen Zeitraum von 2–3 Wochen. In den darauffolgenden Monaten muß diese Behandlung wiederholt werden. Bis zu 2 Jahren danach alle 3 Monate eine Blutuntersuchung machen lassen.

Bei Verdacht auf Syphilis auf jeden Fall einen Arzt aufsuchen!

Schlußwort

Seit der 2. Auflage sind einige konstruktive Zuschriften eingegangen, für die ich mich an dieser Stelle noch einmal bedanken möchte, vor allem bei Chris Exner, der sich sehr viel Mühe gemacht hat! Auch dem Martin danke ich für seine Unterstützung! Die vorliegende 3. Überarbeitung hat ›Die Reiseapotheke‹ auf den neuesten Stand gebracht. Einige Ergänzungen sind hinzugekommen, und kleine inhaltliche Veränderungen wurden vorgenommen. Trotz aller Bemühungen, möglichst umfassende Informationen zu geben, bleibt es ein Thema ohne Ende ... Darum und überhaupt freue ich mich weiterhin über Kritik am Buch und Ergänzungsvorschläge.

Marion Weidemann

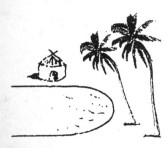

Literaturliste

A. Vogel, Gesundheitsführer durch südliche Länder, Schweiz 1977
D. Werner, Where there is no doctor, California 1977
J. M. Adam, A travellers Guide to health, GB 1966
Langbein, Martin, Sichrowsky, Weiss ›Bittere Pillen‹ — Nutzen und Risiken der Arzneimittel, ein kritischer Ratgeber, 1983
G. Schettler, Innere Medizin Bd. I, 1969
G. Schettler, Innere Medizin Bd. 22, 1969
D. Morhing, Touristikmedizin, Stgt. 1977
Dr. med. Lottemoser, Heilung durch Blutreinigung
Dr. med. Köhn, Homöopathie hilft Heilen, 1979
Dr. med. Liehr, Ärztl. Rat für Leber- u. Gallenkranke, Stgt. 1973
A. Vogel, Die Leber — Regulator der Gesundheit
W. Jäger, First Aid Repertory NZ 1981
J. de Bairacxli Levy, Traveller's Joy, USA 1979
D. Hall, The natural health book, Melbourne 1976
Ewert, Karten, Schultz, Hexengeflüster 2, Berlin
H. Marquardt, Fußreflexzonenarbeit am Fuß/1976
Pschyrembel — Klinisches Wörterbuch, 1977
Willfort, Gesundheit durch Heilkräuter, 1959
Brauchle, Naturheilkunde, 1957/74
A. Vogel, Der kleine Doktor, 1952/78
Dr. med. Bruker, Ernährungsbehandlung bei Leber-, Galle-, Magen- und Darmerkrankung
Dr. med. Halbfas-Ney, Erkrankungen der Nieren, Blase, Vorsteherdrüse, Prostata
A. Faller, Der Körper des Menschen, Freiburg 1980
Naturheilpraxis 5/75
DHU Homöopathisches Repetitorium 1979
M. Kunst, Okoubaka, ein neues homöopathisches Arzneimittel, 1972
E. Bünning, Der tropische Regenwald
Spanner/Rudolph, Fremdländische Nutzpflanzen, Köln 1966
Erste-Hilfe-Fibel vom DRK, ASB
W. Last, Heal yourself, Whangarei 1979
Dr. med. H. Lützner, Wie neugeboren durch Fasten
W. Zimmermann, Heilendes Fasten

About kelp, about yeast, about seafood, about sojabeans, about tropical fruits, about pollen, about vitamins, about devil's claw — GB
R. Hill, Propolis — the natural antibiotic, GB 1977
Dr. med. E. Schneider, ›Nutze die Heilkraft unserer Nahrung‹, Hbg. 1955/1970
Paul Lüth, ›Das Medikamentenbuch‹, Hbg. 1980
E. Herold, ›Heilwerte aus dem Bienenvolk‹, München 1970
Dr. med. H. Gerhard, ›Gewürze für Deine Gesundheit‹, Stgt. 1969/81
Abtei Fulda, ›Comfrey — was ist das?‹, Fulda 1980
Hauschka, ›Heilmittellehre‹
W. Günther, ›Das Buch der Vitamine‹, 1984
G. T. Werner, ›Kleine Touristik- und Tropenmedizin‹, Stgt, 1981
M. Scheffer, ›Bachblütentherapie‹, 1981
Edward Bach, ›Blumen, die durch die Seele heilen‹

Adressen homöopathischer Ärzte für Ihren Wohnort können Sie über die DHU-Arzneimittel, Postfach 43 01 09, 7500 Karlsruhe 41, erhalten.

Register

Acerola-Beere 59 f.
Alant-Tinktur 33
Aminoglykoside 42
Amöbenhepatitis 162
Amöbenruhr 161 ff.
Ananas 60
Andorn-Tinktur 33
Antibiotika 36–42
– natürliche 38 f.
Aprikosen 60 f.
Arnika, -salbe, -tinktur, -Wundtücher 21
Artischocken, -blätter, -wurzel 69
Asthmaanfälle 16
Atemstillstand 113 f.
Aufstoßen 150
Augenerkrankungen 203 ff.
– Chemikalien 204
– Fremdkörper 204
Augen-Verätzungen 128
Avocado 52, 61

Bachblüten-Notfall-Tropfen, -Salbe 25 f.
Bananen 61
Bandwürmer 209 ff.
Bauchschmerzen 131
Bauchverletzung 121
Baum der Reisenden 67
Bazillenruhr 164
Beckenbruch 120
Beinwellsalbe, -tee 22
Bewußtlosigkeit 112 ff.
Bienenstich 91

Bilharzia, Bilharzinose 165 ff.
Bindehautentzündung 204
Bitterstoffe 69
Blasenbilharzinose 143, 165 f.
Blasenentzündung 143, 158 f.
Blasenerkrankung 156–160
Blasensteine 159 f.
Blinddarmentzündung 152 ff.
Blinddarmreizung 153 f.
Blut
– im Stuhl 143
– im Urin 143
Blutarmut 59
Blutegel 90
Blütenpollen 28
Blutungen 108 f.
Blutvergiftung 105
Botulismus 151 f.
Bronchialkatarrh 146 f.
Brotfrucht 61

Chagaskrankheit 167 f.
Chelidonium dil D3 69
Chili 55
Chinaöl 21
Chloramphenicol 41
Cholera 169 ff.
Curry 55

Darm 58
Darmbilharzinose 165 f.
Darmegel 212
Darmgeschwüre 150 f.
Datteln 62

Desinfektionsmittel 35
Durchfall 137 ff.
Durchfallkrankheiten 139
Durian-Frucht 62

Echinacea-Tinktur 12, 26 f.
Egel 112
Eiweißversorgung 51−54
Elephantiasis 174 ff.
Epileptische Anfälle 128
Erbrechen 140 f.
Erfrierungen 125 f.
Erkältung 144 ff.
Ertrinken 116
Espundia 187

Fadenwürmer 208 f.
Fasten 12, 71 ff.
Feigen 63
Fettsäuren, ungesättigte 53 f.
Fieber 133−136
Fieberbläschen 135
Fieberkrankheiten 134
Filariosis 174 ff.
Fisch 51
Fleckfieber 172 ff.
Flöhe 88
− Sandflöhe 91
Frostbeulen 126
Fußpilz 106 f.
Fußreflexzonenmassage
 (FRM) 78−85
− Diagnosemittel 79
− Sedierungsgriff 81
− Technik 79 f.

Gallenblasenentzündung 154 ff.
Gallenkoliken 155
Gallensteine 154 ff.
Gehirnerschütterung 121
Gelbfieber 179 ff.
Gelbsucht 181 ff.
Gelenkschmerzen 142 f.
Geschlechtskrankheiten 212−217

Giftschlangen 94
Gonorrhöe 114 ff.
Granatapfel 62
Grapefruit 63
Grasmilben 91 f.
Grippe 144 ff.
Grundnahrungsmittel 12
Guave 63

Hakenwurmkrankheit 182 ff.
Halsschmerzen 147
Harnleitererkrankung 156−160
Harnröhrenentzündung 158 f.
Harnorgane, Erkrankungen der
 141 ff.
Hauterkrankungen 101 f.
Hautpilze 106
Hefe 30 f., 52
Heilmethoden,
 natürliche 78−86
Hepatodoron 27 f., 69
Herz 58
Herz-Kreislauf-Mittel 35
Herzstillstand 114
Hirnhautentzündung 177 f.
Hirnverletzung 121
Hitzeerschöpfung 123
Hitzekrämpfe 123
Hitzeschäden,
 allgemeine 122 ff.
Hitzschlag 122
Höhenkrankheit 126 f.
Honig 57 ff., 69
Hundebandwurm 211
Husten 59, 146 f.

Impfschäden 14
Ingwer 55
Insekten 87−92
Insektizide 87 f.

Japanisches Heilpflanzenöl (JHP-Öl)
 20
Johanniskrautöl 22, 69

Kala Azar 186
Kälteschäden, allgemeine 124 ff.
Kamillenblütentee 25
Kamillosan 25
Kelp, -Tabletten 29 f, 50, 54 f., 69
Kinderlähmung 184 f.
Knoblauch 56
Knochenbrüche 118 f.
Kokosnuß 63 f.
Kopfgrippe 179
Kopfschmerzen 132 f.
Kopfverletzungen 121
Krätze 88
Kreislaufkollaps 141

Läuse 88
Lebensmittelvergiftung 151
Leber 58, 68 – 74
Lebererkrankung 69 – 73
– Behandlung, äußerliche 73 f.
– Behandlung, innere 69 – 72
– Heilnahrung 71
Leberstärkungsmittel 27, 68
Leishmaniosen 186 f.
Lepra 188 f.
Loiasis 174, 176
Lungenegel 112
Lungenentzündung 148
Lungenödem 127
Lyssa s. Tollwut

Madenwürmer 208 f.
Magenfunktionsstörungen 149 f.
Magengeschwüre 150 f.
Malaria 189 – 193
Magenverstimmung 149 f.
Maltafieber 194 ff.
Mandelentzündung 147
Mango 64
Mariendisteltinktur 27 f., 69
Maniokwurzel 66
Medina-Wurm 212
Meerklima 86
Migräne 133

Milben 88
– Grasmilben 91 f.
Milch 51
Milchsäuretinktur 25
Mineralstoffe 49 f.
Mittelohrentzündung 147 f.
Moskitocoils 87
Moskitonetz 87

Nasenbluten 128
Nebenhöhlenentzündung 146 f.
Nelkenöl 22
Nieren 59, 75 ff.
Nierenbeckenentzündung 157
Nierenentzündung 143, 158
Nierenerkrankung 76 f., 156 – 160
Nierensteine 143, 159 f.
N-Multistix 35
Nosoden 16

Ohnmacht 112
Okoubaka D4 28
Öl 52
Olbastropfen 21
Onchozerkose 174, 176 f.
Orangen 66
Orientbeule 187
Ostasiatische Bilharzinose 165 f.

Papain-Tabletten 28
Papaya 64 f.
Paratyphus 206 f.
Peitschenwürmer 209
Penicillin 40
Penicillinallergie 40
Pest 196 f.
Petasitestabletten, -tropfen 24
Pfeffer 55
Pfirsich 65 f.
Pilzkrankheiten 105 ff., 213
Pocken 197 f.
Prellungen 118
Propolis 23
Pulsfühlen 129

Q-Fieber 173
Quetschungen 118

Reflexzonen der Hand 85
Rippenbrüche 120
Rocky-Mountains-Fieber 173
Rückfallfieber 174

Salz, -tabletten 54 f.
Sandflöhe 91
Schädelverletzung 121
Schlafkrankheit 199 ff.
Schlangen 93−98
Schlangenbiß 93−98
− Gegenserum 95 ff.
− Verhalten nach 94−98
− Vorsichtsmaßnahmen 98
Schleimbeutelentzündung 142
Schock 110 f.
Schöllkraut 34 f., 69
Schwarzwasserfieber 193 f.
Schwitzen 136
Seeigel 100
Sehnenscheidenentzündung 142 f.
Skorpione 98 f.
Sodbrennen 150
Sojabohnen 51
Solidago-Tinktur 27
Sonnenbestrahlung 86
Sonnenbrand 101
Sonnenschutzmittel 102
Sonnenstich 123 f.
Spilanthes mauritiana 33
Spinnen, -biß 99
Stirnhöhlenentzündung 146 f.
Sulfonamide 41
Syphilis 216 f.

Tetanus 200 f.
Tetrazykline 41
Teufelskralle 34
Tigerbalm 21
Tollwut 201 ff.

Tormentilla-Tinktur 32
Trachom 203
Trichomonaden-Seuche 212 f.
Tropengeschwüre 103 f.
Tsutsugamushi-Fieber 173
Typhus 205 f.

Ungeziefer 79−92
− Schutz vor 87 f.
Unterkühlung 124 f.

Verätzungen 128
Verbrennungen 102
Verdauungsstörungen 136 f.
Verrenkungen 117
Verstauchungen 117
Verstopfung 135 ff.
Vitalstoffe 49 f.
Vitamin A 65
Vitamin B12 69
Vitamin C 31 f., 59 f.
Vitamin F 53 f., 69

Wanzen 88
Wasseransammlungen 59
Weicher Schanker 214
Wespenstich 91
− im Rachen 128
Wirbelbrüche 120
Wundbehandlung, allgemeine 59, 103 f.
Wundpuder 25
Wurmkrankheiten 208−212
Wüstenklima 86

Yucca 66

Zahnfleischentzündung 130
Zahnschmerzen 129 f.
Zecken 90
Zeckenbißfieber 173 f.
Zimt 55
Zitronelle 6
Zwergfadenwurmkrankheit 184